Praktische Notfallmedizin 3

Praktische Notfallmedizin 3

Herausgeber G. H. Engelhardt

Schocklunge – ARDS

herausgegeben von G. H. Engelhardt

Walter de Gruyter
Berlin · New York 1990

Prof. Dr. med. G. H. Engelhardt
Direktor der Chirurgischen Klinik
Abteilung für Allgemeinchirurgie
Klinikum Barmen
Heusnerstraße 40
D-5600 Wuppertal 2

Dieses Buch enthält 21 Abbildungen und 20 Tabellen

CIP-Titelaufnahme der Deutschen Bibliothek

Schocklunge – ARDS / hrsg. von G. H. Engelhardt. – Berlin ;
New York : de Gruyter, 1990
(Praktische Notfallmedizin ; 3)
ISBN 3-11-012109-3
NE: Engelhardt, Gustav H. [Hrsg.]; GT

Satz: Arthur Collignon GmbH, Berlin – Druck: Gerike GmbH, Berlin – Bindung: Lüderitz & Bauer GmbH, Berlin. Umschlagentwurf: Rudolf Hübler. Printed in Germany.

Vorwort

Obschon das klinische Bild der Schocklunge (Adult Respiratory Distress Syndrome, ARDS) bereits vor 20 Jahren erstmals systematisch beschrieben wurde, sind die Sekundärfolgen des Schocks noch nicht ausreichend unter Kontrolle. Die hohe Letalität beweist dies. Allein die Vielzahl synonymer Bezeichnungen dieses Krankheitsbildes deutet die Probleme der Pathophysiologie-Therapie an. Dabei handelt es sich um eine durch toxische oder septische Mediatoren akut ausgelöste Erkrankung des interstitiellen Lungenparenchyms mit Permeabilitätsstörung der Lungenkapillaren und mit progressiver respiratorischer Insuffizienz. Klinisch verläuft die Krankheit in Phasen, die von einer zunehmenden Hypoxie mit multiplem Organversagen bis zum hypoxisch bedingten Herzstillstand geprägt sind. Variabilitäten des Ablaufmustes werden bestimmt vom Lebensalter des Patienten und seinen Vorschädigungen sowie durch differente Grunderkrankungen und unterschiedliche Komplikationen. Gemeinsame Grundlage ist stets der manifeste generalisierte Schock jeglicher Genese.

Die Therapie ist symptomatisch. Deshalb kommt der Prophylaxe durch konsequente Behandlung der auslösenden Grundkrankheit große Bedeutung zu: bei septischen Erkrankungen chirurgische Beseitigung eines Sepsisherdes und Antibiotikaeinsatz, bei traumatisch – hypovolämischem Schock frühzeitige Volumenadaptation, bei Polytraumatisierten chirurgische Versorgung der Organ- oder Skelettverletzungen.

Darüber hinaus gilt unsere Sorge einem frühzeitigen Erkennen der „Komplikation Schocklunge". Die Diagnosestellung muß den phasischen Verlauf mit wechselnder Symptomatologie berücksichtigen und erfordert eine kontinuierliche Überwachung des Patienten. Klinisch fällt eine erschwerte Atemarbeit auf: Tachypnoe, Dyspnoe, Hustenparoxysmen, auskultatorisch oder perkutorisch kein verwertbarer Lungenbefund sind initial charakteristische Befunde. Das engmaschige Monitoring der Blutgase ergibt anfangs PO_2-Werte zwischen 40 – 60 mmHg mit späterem Anstieg und erhöhter O_2-Konzentration. Röntgenaufnahmen der Lungen lassen das interstitielle Ödem zunächst kaum erkennen; eine hilo-radiäre Streifenzeichnung und eine perihiläre Schattendichte sind zwar uncharakteristisch, jedoch frühe radiologische Auffälligkeiten, bevor es zum infiltrativen Verschattungsmuster kommt.

Die hohe Letalität der Schocklunge zwingt zur aggressiven Frühtherapie. Der progrediente Verlauf bis zur interstitiellen Fibrose schließt bei fortgeschrittener Erkrankung eine restitutio ad integrum weitgehend aus, Defektheilungen sind Ausnahmen.

Häufigkeit und Gefährlichkeit der Erkrankung waren für Verlag und Reihenherausgeber Grund genug, den Wunsch nach Abhandlung des Themas in dieser Reihe aufzugreifen. Hierfür konnten wir ausnahmslos renommierte Autoren gewinnen, die mit ihren Beiträgen diese Publikation ermöglicht haben. Das vorliegende Buch enthält Arbeiten verschiedener Fachgebiete, die jeweils aus ihrer Sicht das Thema „Schocklunge“ behandeln.

Ich danke dem Verlag und besonders den Autoren für die stets konstruktive Zusammenarbeit.

Wuppertal-Barmen G. H. Engelhardt

Inhalt

Autorenverzeichnis

Dr. E. Dietlein
Hygiene-Institut
der Universität Köln
Goldenfelsstraße 19 – 21
D-5000 Köln 41

Dr. M. Dietlein
Radiologisches Institut
und Poliklinik
der Universität zu Köln
Joseph-Stelzmann-Straße 9
D-5000 Köln 41

Prof. Dr. H. Heine
Anatomisches Institut
Universität Witten/Herdecke
Dortmunder Landstraße 30
D-5804 Herdecke

Doz. Dr. A. N. Laggner
I. Medizinische Universitäts-Klinik
Lazarettgasse 14
A-1090 Wien

Kathleen H. McDonough, Ph. D.
Department of Physiology
Louisiana State University
Medical Center
1901 Perdido Street
New Orleans, LA 70112-1393
USA

Dr. P. Neidhart
Départment d'Anesthésiologie
Division des
Soins Intensife Chirurgicaux
Hôpital Cantonal Universitaire
CH-1211 Geneve 4

Prof. Dr. G. Peters
Hygiene-Institut
der Universität Köln
Goldenfelsstraße 19 – 21
D-5000 Köln 41

Priv.-Doz. Dr. K. Rommelsheim
Institut für Anästhesiologie
der Universität Bonn
Sigmund-Freud-Straße 25
D-5300 Bonn 1

Dr. G. Singbartl
Institut für Anästhesie und
operative Intensivtherapie
Knappschafts-Krankenhaus der
Ruhr-Universität Bochum
In der Schornau 23 – 25
D-4630 Bochum 7

J. J. Spitzer, M. D.
Department of Physiology
Louisiana State University
Medical Center
1901 Perdido Street
New Orleans, LA 70112-1393
USA

Dr. P. M. Suter
Départment d'Anesthésiologie
Division des
Soins Intensife Chirurgicaux
Hôpital Cantonal Universitaire
CH-1211 Geneve 4

Die Transitstrecke – Substrat des initialen Schockgeschehens

H. H. Heine

Einleitung

Ein Schockereignis liegt dann vor, wenn der Organismus durch irgendeine exo- oder endogene Noxe gezwungen wird, zur Aufrechterhaltung der Lebensvorgänge ausschließlich autoregulativ tätig zu werden. Die Adaptation an ein derartiges Ereignis läßt mehrere Phasen erkennen. Davon ist die Initialphase als Alarm- oder Notfallreaktion mit einer Dauer bis zu etwa 30 Minuten nach Eintritt des Schockereignisses therapeutisch besonders „entgegenkommend". Denn die innerhalb dieser Zeitspanne anlaufende Gegenregulation zum Schutz des Organismus erlauben bei Abfangen der Noxe volle Reversibilität der gestörten Homöostase. Der zwischen Reversibilität und Progredienz der Entkopplung der Homöostase eingeschaltete Puffer wird von der Integrität der Transitstrecke gebildet, dem Molekularsieb der Mikrozirkulation [19]. Zweck dieser Ausführungen ist es, die Transitstrecke in ihrer Bedeutung für die kontinuierliche Energiesubstrat-Versorgung des Gesamtorganismus nach Eintritt eines Schockereignisses (am Beispiel des Polytraumas) darzustellen.

Aufbau und Funktion der Transitstrecke

Die Transitstrecke stellt das morphologische Korrelat des Stoffwechselweges zwischen Kapillarlumen und den zu versorgenden Organparenchymzellen dar (Abb. 1). Verfolgt man diesen Weg vom Kapillarlumen aus, so wird deutlich, daß die Beschickung der Transitstrecke mit Metaboliten wesentlich von der qualitativen und quantitativen Zusammensetzung des Plasmas, den lokalen Fließeigenschaften des Blutes sowie den Ein- und Ausstrombedingungen des betreffenden Kapillargebietes abhängt. Diese Faktoren haben wesentlichen Einfluß auf die kapillären Randstrombedingungen, die ihrerseits über den

Praktische Notfallmedizin 3

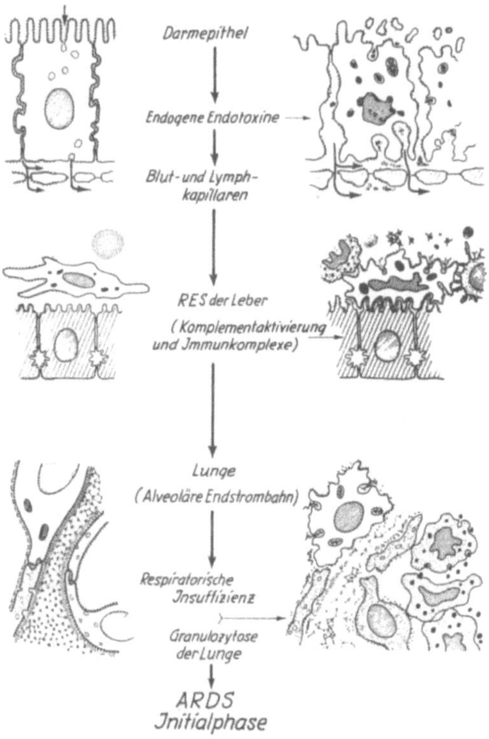

Abb. 1 Schematische Darstellung der initialen Veränderungen an Dünndarm, Leber und Lunge nach Eintritt eines Schockereignisses (links normale, rechts gestörte Organfunktionen): Bildung endogener Toxine in der Dünndarmmukosa (u. a. durch Bruchstücke von Mikrovilli); Einschleusung endogener Toxine in die portale Zirkulation, Depression des RES der Leber; Aktivierung des Komplementbypass und Granulozytose der Lunge; Freisetzung granulozytärer Proteasen; Fehlen fibrinreicher Thrombozytenaggregate.

transendothelialen Stoffdurchtritt entscheiden. Die zeitliche, qualitative und quantitative Feinabstimmung erfolgt dabei durch den Zuckeroberflächenfilm (Glykokalyx) der Endothelzellen (Abb. 1, 2). Seit den Untersuchungen von Bennett [4] ist bekannt, daß jede Zelle eines Organismus einen in den Protein- und Lipidmolekülen der Zellmembran wurzelnden negativ geladenen Zuckeroberflächenfilm besitzt, der organ- und zelltypisch ist. Die Glykokalyx vermittelt extra- intrazelluläre Informationen u. a. durch Aktivation oder Hemmung membranständiger zweiter Botensysteme (z. B. cAMP-Adenylatzytkase System) und Kontrolle der membrandurchsetzenden Ionenkanäle. Die Glykokalyx bildet die Gesamtheit aller zellmembranständigen Antigene. Die Glykokalyx entscheidet damit wesentlich über die quantitative und qualitative zelluläre Stoffaufnahme (Endozytose, Pinozytose, Phagozytose), Durchschleusung (Zytopempsis) und Stoffabgabe (Exozytose). Über die Bildung von Zellkontakten oder Erhalt der amöboiden Beweglichkeit von Zellen kommt der Glykokalyx entscheidende Bedeutung für das kooperative Verhalten von Zellen im Gewebsverband zu. Eingeflochten in die Glykoproteine und -lipide der Glykokalyx finden sich als zelleigene Produkte stark negativ geladene Proteoglykane vom Typ des Haparansulfaproteins (Übersicht bei Pickrell [40]) und als Strukturglykoprotein Fibronektin. Letzteres hat als Informationsvermittler besondere Bedeutung, da es intravasal und extravasal sowie im Zellplasma, gebunden an das Zytoskelett, auftritt (vgl. Literatur bei Heine [21]).

Die Glykokalyx der kapillären Endothelzellen ist auf Grund ihres Zucker- und Proteoglykangehaltes negativ (−160 mV) geladen [28]. Endothelzellen können Heparin noch gegen einen Konzentrationsgradienten von 100:1 aufnehmen. Das eigentliche antithrombotische Element in der Zirkulation ist daher das ständige Bemühen der Endothelzellen, ihre Oberfläche elektronegativ zu halten [28]. Da auch die Blutzellen und Thrombozyten von einer negativ geladenen Glykokalyx überzogen sind, kommt es gegenüber der luminalen Endothelzelloberfläche zur elektrostatischen Abstoßung [19]. Jaques [28] zeigte, daß Thrombenbildung erst bei Verlust der Negativladung der Endothelzelloberfläche auftritt. Darüber hinaus kommen dem oberflächengebundenen Heparin eine Reihe weiterer wichtiger antithrombotischer Eigenschaften zu [28]: Aktivierung von Antithrombin III, Reduktion der Kontaktzeit der Thrombozyten mit der Endothelzelloberfläche, Reduktion des Kontaktes mit den Faktoren des intrinsischen Gerinnungssystems, damit Aufrechterhaltung des im kapillaren Randstrom ausbalancierten Proteasen-Antiproteasen Gleichgewichtes. Das Heparin der Endothelzelloberfläche erhöht die Plasmalezithinaseaktivität (erhöhtes Lysolezithin hemmt die Plättchenaggregation), erhöht die Adsorption von α_1-saurem Glykoprotein, reduziert die Rigidität von Fibrinogennetzen und hemmt vermehrte Endothelpermeabilität nach Einwirken vasoaktiver Substanzen wie Bradykinin, Serotonin, Histamin und Prostaglandin E_2. Außerdem setzt Heparin die glykokalyxgebundene Lipoproteinlipase frei und hilft, Fibronektin an die Endothelzelloberfläche zu binden. Fibronektin ist u. a. wesentlich für den Zusammenhalt von Zellverbänden, der Regulation des transendothelialen Stofftransportes sowie das Anhaften von Thrombozyten an geschädigtem Endothel (Übersicht bei Klar und Heene [31]). Die Endothelzellglykokalyx enthält weiter Rezeptoren für Hormone und Neurotransmittersubstanzen (Katecholamine [α- u. β-Rezeptoren], Azetylcholin, Rezeptoren für Histamin, Serotonin, Angiotensin, Rezeptoren mit hoher Östrogenspezifität u. a. m.; Übersicht bei Buonasissi und Colburn [6]). Die hormonellen Stimuli können in chemische Signale sowie elektrophysiologische Impulse umgewandelt und an den Zellverband bzw. an das umgebende Gewebe weitergegeben werden.

Von besonderer Bedeutung sind dabei Katecholamine. Über die α- und β-Rezeptoren der Endothelzellglykokalyx kommt es zu einer Erhöhung der zyklischen Nukleotidspiegel mit Erhöhung der Synthese von Plasminogenaktivatoren, Aufweichen der Interendothelzellhafte und dem die Plättchenaggregation hemmenden Prostazyklin (Übersicht bei Buonasissi und Colburn [6], Heine et al. [20]). Dies stellt auch den entscheidenden Schritt in der Alarmreaktion nach Eintritt eines Schockereignisses dar [19].

Die Glykokalyx der basalen Endothelseite geht in eine typische Basalmembran über, wie sie allgemein nichtbindegewebige Elemente (z. B. Endothelien, Epithelien, Muskelzellen und Nervenzellen) von Bindegewebe trennt (Abb. 1, 2). Sie stellt ein Koprodukt von Fibrozyten und Endothelzellen dar und enthält daher u. a. ein feines Geflecht aus Kollagenfasern vom Typ IV, Strukturglykoproteine (das Fibronektin und Laminin), Proteoglykane und Hyaluronsäure (Übersicht bei Kefalides [30] und Farquhar [10]). Die Basalmembran wirkt funktionell als „Skelett" der Kapillaren und als Molekularsieb. Moleküle mit einem Molekulargewicht von mehr als ca. 80 000 D können das Filter nicht passieren [19]. Eine wesentliche Funktion von Basalmembranen ist die Trennung des zur Entzündung befähigten Bindegewebes mit seinem hohen Anfall an Sauerstoffradikalen und hochreaktiven Sauerstoffmetaboliten (Superoxidradikale und -anionen, Wasserstoffsuperoxid und Hydroxylradikale) von nichtbindegewebigen Zellen. Der hohe Anfall von Sauerstoffradikalen im Bindegewebe stammt aus dem zur Energiegewinnung überwiegenden Hexosemonophosphat-Shunt, wogegen Nichtbindegewebszellen ihre Energie über den Zitratzyklus ohne Sauerstoffradikalfreisetzung gewinnen. Basalmembranen trennen beide Systeme voneinander, wobei Basalmembranen anscheinend in der Lage sind, Sauerstoffradikale und -metaboliten unschädlich zu machen [22]. An die Basalmembran schließt sich der interstitielle Abschnitt der Transitstrecke an, der bis zur Basalmembran der zu versorgenden Organparenchymzelle reicht (Abb. 1, 2). Das Interstitium besteht aus der Grundsubstanz (Matrix), den Faserproteinen (Kollagen, Elastin), Vernetzungsglykoproteine (Fibronektin, Laminin) und den Bindegewebszellen (Fibrozyten, Mastzellen, immunkompetente Zellen, Granulozyten, ortsfeste [Histiozyten] und bewegliche Makrophagen sowie terminalen vegetativen Axomen). Das stoffwechselaktive Zentrum im Interstitium bildet der Fibrozyt (synonym Fibroblast). Nur diese Zelle ist in der Lage, situationsgerecht Grundsubstanz (Proteoglykane, Vernetzungsglykoproteine und Faserproteine (Kollagen, Elastin)) zu synthetisieren (vgl. Literatur bei Heine [18]). Situationsgerecht heißt, daß der in die Grundsubstanz eingebettete Fibrozyt innerhalb kürzester Zeit (wenige Sekunden bis Minuten) mit einer angepaßten Grundsubstanz- und Faserproteinsynthese reagieren kann [17]. Auch hier läuft die Information über Ladungsänderungen der Glykokalyx der Fibrozyten mit Aktivierung membranständiger zweiter-Boten Systeme. Die Glykokalyx ist an das Proteoglykannetz der Grundsubstanz durch Fibronektin und zelloberflächenassoziiertes Heparin angekoppelt (Struktur der Proteoglykane s. Abb. 2). Fibronektin besorgt auch die Aufhängung des Proteoglykannetzes an den Faserproteinen (Übersicht bei Klar und Heene [31]). Die Proteoglykane weisen eine bestimmte negative Ladung auf, die wesentlich den elektrostatischen Grundtonus der Grundsubstanz bestimmt. Auf Grund ihrer Negativladung sind die Proteoglykane zur Wasserbindung und Ionenaustausch ein- gegen zweiwertige Kationen (Na^+, K^+, Ca^{2+}, Mg^{2+}) befähigt. Sie sind damit Garanten für Isoionie, Isoosmie und Isotonie in der Grundsubstanz [17]. Die Proteoglykane sind stets an Hyaluronsäure gekoppelt, ein auf Grund seiner hohen Negativladung gestrecktes Molekül (Abb. 2). Die Hyaluronate wirken wie ein Gleitmittel, das bei starker und wiederholter mechanischer Beanspruchung in ein viskoelastisches System übergeht, das in hohem Maße elastisch verformbar ist und dadurch energieverzehrend wirkt [3]. Die Balance zur Synthese der Grundsubstanz wird durch abbauende Mikro- und Makrophagen gehalten.

Wird der elektrostatische Grundtonus der Grundsubstanz metabolisch z. B. durch zelluläre Mediatoren oder Neurotransmittersubstanzen aus terminalen vegetativen Axonen bzw. durch Zusammenspiel mehrerer dieser Kompetenten verändert, führt dies ab einem gewissen Ausmaß zu Änderungen der Ladung der Glykokalyx regionaler Fibrozyten mit entsprechender Reaktion in bezug auf die Synthese von Grundsubstanz. Neuere Befunde zeigen, daß die Freisetzung der „klassischen" Neurotransmitter aus sympathischen (Noradrenalin, Adrenalin) und parasympathischen (Azetylcholin) Axonendigungen von in den Axonendigungen koexistenten Neuropeptiden begleitet wird. Katecholamine werden, soweit bisher bekannt, von Somatostatin, Enkephalinen und Substanz P („Schmerzpeptid") begleitet, wogegen Azetylcholin mit dem „Vasoaktiven intestinalen Polypeptid (VIP)" koexistiert [27].

Über sogenannte präsynaptische Rezeptoren können sich katecholaminerge und cholinerge terminale Axone selbst oder gegenseitig hemmen. Auf katecholaminerge Axonendigungen lassen sich derzeit präsynaptische Rezeptoren vom α- und β-Typ unterscheiden. Der α-Typ wird von Entzündungsmediatoren wie Serotonin, Adenosin, Prostaglandin E und Dopamin erregt, wodurch die Noradrenalinfreisetzung vermindert wird. Präsynaptische Rezeptoren vom β-Typ werden u. a. durch Histamin, Angiotensin und Bradykinin erregt, wodurch es zu einer Erhöhung der Katecholaminfreisetzung kommt [25]. Auf zentralen noradrenalinhaltigen Axonendigungen sind Rezeptoren für körpereigene Opiate (Endorphine, Enkephaline) nachgewiesen worden. Diese können in den vegetativen Zentren des Gehirnstammes und des limbischen Systems die Freisetzung von Noradrenalin und Substanz P hemmen,

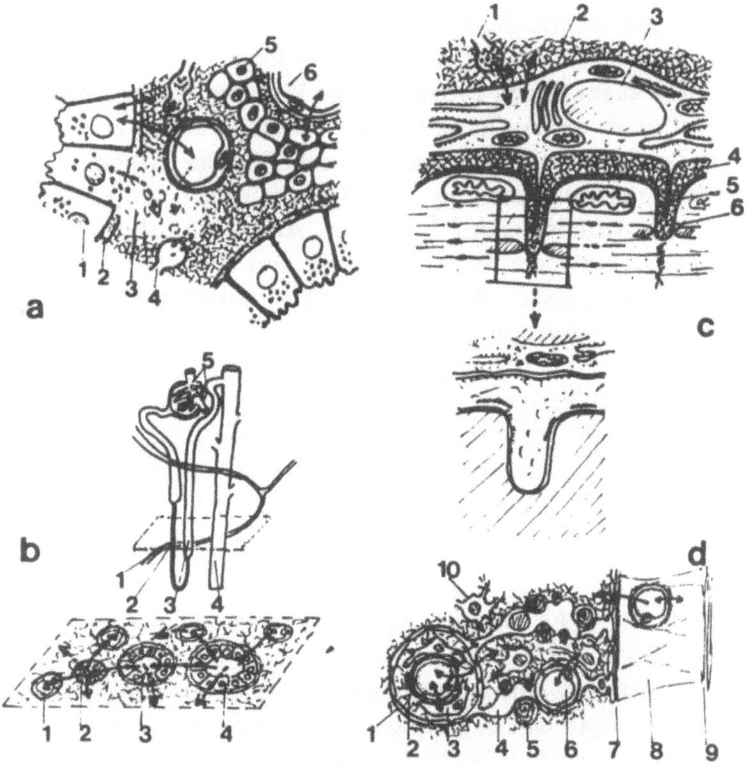

Abb. 2 Schematische Darstellung der Transitstrecke in Pankreas, Niere, Myokard und Zentralnervensystem. Durchgehende Pfeile weisen auf die metabolischen Wege in den Transitstrecken; unterbrochene Pfeile auf initiale Störungen nach Eintritt eines Schockereignisses. Proteoglykane in netzförmiger Darstellung, Glykokalyx punktiert. a) Pankreas: 1 = exokrine Pankreaszellen, 2 = Basalmembran, 3 = entzündlicher Bezirk durch Sekretion lysosomaler Proteasen in die Transitstrecke, 4 = vegetatives terminales Axon, 5 = endokrine Pankreaszellen, 6 = Kapillare. b) Nephron: Das Rechteck stellt die Transitstrecke zwischen Kapillaren (1), Überleitungsstück (2), Mittelstück (3) und Sammelrohr (4) dar. 5 = juxtaglomerulärer Apparat. c) Ultraastrukturelle Darstellung der Beziehung zwischen einem myokardialen Fibrozyten (3) und einer Myokardzelle (6). In das transversale Tubulussystem der Myokardzelle greifen Zytoplasmafortsätze des Fibrozyten (5). In Höhe von 6 legen sich Zisternen des sarkoplasmatischen Retikulum dicht an den transversalen Tubulus („Triade", „coupling"). 1 = terminales vegetatives Axon, 2 = Proteoglykane, 3 = Fibrozyt, 4 = Transitstrecke zwischen Fibrozyt und Myokardzelle. Die Ausschnittvergrößerung zeigt das Zurückziehen der fibrozytären Zytoplasmafortsätze aus dem transversalen Tubulussystem einer Myokardzelle bei Störung der Transitstrecke. d) Gehirn: Die Membrana glia limitans perivascularis (1) grenzt den perivasalen Raum (2) gegen das Nervengewebe ab. Im Perivasalraum (Virchow-Robinscher Raum) liegen die phagozytierenden Mikrogliazellen (3). 4 = Astrozyten, 5 = Axone mit Myelinscheiden, 6 = Kapillare. Die Membrana gliae limitans perivascularis legt sich direkt der kapillären Basalmembran an (Blut-Hirn-Schranke). 7 = Membrana glia limitans externa und Pia mater. 8 = Subarachnoidealraum, 9 = Arachnoidea.

wodurch eine Dämpfung der Schmerzreize aus der Körperperipherie erfolgt (vgl. Literatur bei [27, 50]). Es sei jedoch betont, daß die Endigungen terminaler vegetativer Axone in der Grundsubstanz keine echten Synapsen bilden, sondern blind im Netzwerk der Proteoglykane mit z. T. erheblicher Distanz (bis zu 2000 nm) zu zellulären Elementen enden [5]. Man spricht hier von „Synapsen auf Distanz" (vgl. Literatur bei Heine [18]). Eine für die Regulation der Transitstrecke wesentliche Funktion haben die Mastzellen. Sie sind amöboid beweglich und neurotrop, d. h. sie wandern auf die Endigungen vegetativer Nervenfasern zu. Da diese zahlreich und dicht an die Basalmembran der Kapillaren herantreten, findet man hier auch vermehrt Mastzellen. Terminale vegetative Axone und Mastzellen beeinflussen sich unmittelbar. Freisetzung von Katecholaminen z. B. durch ein Schockereignis führen zur Degranulation von Mastzellen. Ist die Degranulation von Mastzellen das primäre Ereignis (z. B. Sepsis, Allergie), folgt die Entspeicherung katecholaminerger Nervenendigungen.

In den Mastzellgranula ist ein hohes Spektrum an biologisch aktiven Substanzen präformiert, das bei der Granulafreisetzung durch weitere hochaktive

Tabelle 1

Mastzelldiatoren	Funktionen
Präformierte, in den Granula vorliegend	
Histamin	Kontraktion der glatten Muskulatur vaskuläre Permeabilität T-Suppressor-Lymphozyten Granulozytenchemotaxis H1/H2
Chemotaktische Peptide	Chemotaxis von Eosonophilen und Neutrophilen; Deaktivierung
Neutrophilen-chemotaktischer Faktor	Chemotaxis von Eosinophilen und Neutrophilen; Deaktivierung
Heparin (Proteoglykan)	Antikoagulans; Inhibition der Komplementsequenz
Chymase	Proteolyse
N-acetyl-β-D-glukosaminidase	Freisetzung von Glykosaminresten
Tryptase	Proteolyse
saure Hydrolasen (β-Hexosaminidase, β-Glukuronidase, Arylsulfatase)	Abbau von Proteoglykanen
Hagemann-Faktor-Aktivator	Kinin, Komponent- und Gerinnungssystem
Kallikrein	Bradykininsynthese
Arylsulfatase A	Abbau von Kollagen? (LTC_4?)

(nach König et al. [32])

Tabelle 2

Mastzellmediatoren	Funktionen
Bei Degranulation neugenerierte Mediatoren (sie werden ebenfalls von Makrophagen, Monozyten und Neutrophilen gebildet)	
Thrombozytenaktivierender Faktor (PAF)	Mensch (intradermale Injektion): Schmerz, Juckreiz, Ödem; Freisetzung lysosomaler Proteasen aus Neutrophilen; Freisetzung von Thrombozytenfaktor 4; Kontraktion der glatten Muskulatur. Kaninchenmodell (i. v. Injektion): Alle Symptome einer anaphylaktischen Reaktion
Arachidonsäuremetaboliten	
Zyklooxygenase	
zyklische Endoperoxyde	
Prostaglandin D_2	Bronchokonstriktion; Verstärkt von Leukotrieneffekten;
Prostazyklin (PG_2)	Inhibition der Thrombozytenaggregation;
Thromboxan A_2	Bronchokonstriktion; Thrombozytenaggregation
Prostaglandin E_2	inhibiert Histaminfreisetzung; Thrombozytenaggregation
Prostaglandin F_2	
Lipoxygenase	
Mono- und dihydroxylierte Eicosatetraensäure (HETE's und Leukotrine)	
HETE's Leukotriene	
5-Hydroxyperoxyeicosatetraensäure (5-H-PETE)	verstärkt Histaminfreisetzung, Chemotaxis, Chemokinese
5-Hydroxyeicosatetraensäure 5-HÉTE	wie für 5-H-PETE
12-Hydroxyperoxyeicosatetraensäure 12-H-PETE	inhibiert Thrombozytenzyklooxygenase (und Aggregation)
15-Hydroperoxyeicosatetraensäure (15-H-PETE)	inhibiert Prostazyklinsynthese
15-Hydroxyeicosatetraensäure (15-HETE)	inhibiert 5-Lipoxygenase u. T-Zellproliferation
Leukotrien B_4	starke Chemotaxis
Leukotrien C_4	starke Broncho- und Vasokonstriktion, Zunahme der vaskulären Permeabilität
Leukotrien D_4	starke Konstriktion der Luftwege
Leukotrien E_4	Leukotrien B_4, D_4 und E_4 haben die spasmogenen Eigenschaften der „Slow Reacting Substance of Anaphylaxis (SRS-A)“

(nach König et al. [32])

Verbindungen (z. B. Prostaglandine und Leukotriene) ergänzt wird (Tabelle 1, 2). Mastzellen dirigieren daher das gesamte Entzündungsgeschehen. Sie werden zurecht als einzellige endokrine Drüsen und als „Wächter der Grundsubstanz" bezeichnet [18]. Die Informationsleitung in der Transitstrecke zwischen Kapillarendothel und zellulären Bestandteilen des Interstitiums durch die Grundsubstanz wird zwischen den Organparenchymzellen über spezielle Formen von Zellhaften, den sogenannten Nexus („gap junctions") weitergegeben. Benachbarte Zellmembranen werden dabei punktförmig über große, die Zellmembran durchsetzende Proteinmoleküle (integrale Proteine) aneinander gekoppelt. In den Kontaktproteinen verläuft ein etwa 1,5 µm weiter zentraler, das Zytoplasma beider Zellen verbindender „Kanal". Über diesen kann ein informativer interzellulärer Stofftransport kleiner Moleküle bis zu einem Molekulargewicht von ca. 1000 erfolgen. Die eigentliche Informationsleitung erfolgt aber über geladene anorganische Ionen (Na^+, K^+, Ca^{2+}), wodurch es zu einer elektrotonischen Zellkopplung ganzer Zellverbände mit Koordination ihrer Aktivitäten kommt. Dies trifft besonders auf die im Folgenden beschriebenen schockrelevanten Transitstrecken zu. Nexus können innerhalb von Millisekunden neu gebildet werden [32].

Wesentlich ist, daß die Transitstrecke über Kapillaren und periphere vegetative Nervenfasern an das Endokrinium und das zentrale Nervensystem angeschlossen ist. Dabei hat vor allem als informative rückkoppelnde zentrale Schiene das System Hypothalamus – Hypophyse – Nebennierenrinde (HT – HP – NNR-Achse) maßgebende Bedeutung [39] (Abb. 1, 2).

Transitstrecken der Schockorgane

Der geschilderte Aufbau der Transitstrecke wird in den verschiedenen Organen abgewandelt (Abb. 1, 2). Besonders deutlich ist dies dort, wo das Kapillarendothel zur Phagozytose befähigt ist, im retikuloendothelialen System (RES). Die Phagozytose ist an den Glukosemetabolismus gebunden. Da dem RES die Enzyme der Glukoneogenese fehlen, muß ein adäquater Glukosespiegel zum Funktionserhalt gegeben sein. (Eine Insulin induzierte Hypoglykämie führt daher zu einer Depression des RES.)

Das RES stellt das entscheidende homöostatische System zur Adaptation an systemischen Streß (u. a. alle Formen des Schocks) dar. Die Mikrozirkulation steht dazu in enger Wechselbeziehung. Auf den lokalen Blutfluß konstriktorisch und dilatatorisch wirkende Substanzen beeinflussen die Phagozytosefähigkeit des RES. Konstriktoren wie Katecholamine, Angiotensin und Vasopressin führen in kurzer Zeit zu einer Depression des RES. Dilatatoren wie

Histamin, Serotonin, Bradykinin und Azetylcholin stimulieren das RES in der gleichen Zeit (Übersicht bei Altura [2]). Das RES reagiert auf Nebennierenrindenhormone: Geringe Kortikoiddosen steigern, hohe Dosen unterdrükken seine Funktion. Tierexperimentell ließ sich zeigen, daß das RES von Sexualhormonen beeinflußt wird: Bei weiblichen Säugern hat es auf Grund des höheren Östrogenspiegels eine größere Phagozytosefähigkeit. Möglicherweise besteht auch eine Wechselwirkung zwischen Sexual- und Schilddrüsenhormonen mit dem RES. Hypophysenvorderlappenhormone stimulieren das RES, das Hinterlappenhormon Vasopressin wirkt reduzierend. Im Alter erfolgt eine fortschreitende Depression des RES (Übersicht bei Altura [2]).

Leber

Im Schockgeschehen kommt dem RES der Leber besondere Bedeutung zu, da hier in Form bestimmter Sinusendothelzellen, den v. Kuppferschen Zellen, ca. 80 Prozent aller Makroophagen des menschlichen Organismus lokalisiert sind [27a]. Die unterlagernde Basalmembran ist unterbrochen. Den interstitiellen Abschnitt der Transitstrecke bildet der Disse-Raum, mit wenig Grundsubstanz und feinsten Kollagenfasern (Typ III). Vereinzelt treten fibrozytäre Zellen auf, selten vegetative Axone. Die angrenzende Leberzelloberfläche trägt zur resorptiven Oberflächenvergrößerung Mikrovilli mit gut entwickelter Glykokalyx. Funktionell ist diese Form der Transitstrecke auf rasche Permeation und weniger auf Molekularsiebung eingerichtet. Zellhaftkomplexe halten benachbarte Leberzellen zusammen. Sie dichten die Gallekapillaren gegen den Interzellularspalt ab (Abb. 1). Die an der Bildung der Gallekapillaren beteiligten Membranabschnitte einander zugekehrter Leberzellen bilden ebenfalls Mikrovilli gegen das Lumen der Gallekapillaren (Abb. 1). Ischämisch können diese Zellhaften gelockert werden, wodurch zunehmend die Gefahr eines Ikterus wächst. Im Bereich der Glissonschen Trias und an den Grenzen der Leberläppchen ist die Transitstrecke typisch, im obigen Sinne, geschaltet.

Magen – Dünndarm

Besonderheiten der Transitstrecke ergeben sich aus dem dichten vegetativen Nervenplexus (Meißnerscher Plexus) im Propriabindegewebe, der erleichterten Endothelpassage durch sogenanntes gefenstertes Endothel der Schleimhautkapillaren und durch die zelluläre Zusammensetzung des Schleimhautepithels (Abb. 1).

Nach neuerer Erkenntnis stellt das gastrointestinale Drüsenepithel das größte endokrine Organ im Körper dar. An der Basis der Magen-Darmdrüsen liegen im Epithel verstreut endokrine Zellen (APUD-Zellen [38]; rezepto-sekretorische Zellen [14]; Helle-Zellen Organ [11]). Diese synthetisieren etwa 30 verschiedene Polypeptide von Hormoncharakter, die z. T. im Zentralnervensystem Neurotransmitterfunktion (z. B. Serotinin, Dopamin, Substanz P) oder im limbischen System die Funktion schmerzdämpfender körpereigener Opiate haben (Enkephaline, Endorphine). Da einige dieser endokrinen endoepithelialen Zellen auch im exo- und endokrinen Teil der Bauchspeicheldrüse vorkommen, wird auch von einem gastroentero-pankreatischen System gesprochen [14, 38]. Diese einzelligen endokrinen Drüsen geben ihr Inkret nicht nur in die Blutbahn ab, sondern stimulieren damit auch benachbarte Enterozyten (Parakrinie). Im Propriabindegewebe liegen Mastzellen, die angeregt durch vegetative Axone u. a. Histamin freisetzen, das durch die Basalmembran des Epithels diffundiert und die enteroendokrinen Zellen stimuliert sowie im Epithel der Magenschleimhaut die Salzsäure produzierenden Belegzellen anregt.

Von der Basis der epithelialen Darmdrüsen aus wandern die Enterozyten zur luminalen Oberfläche und erreichen dort erst ihre volle Funktionsfähigkeit, um nach kurzer Zeit in das Darmlumen abgestoßen zu werden. Die Zeit für die gesamte Mauserung des Dünndarmepithels beträgt etwa 36 Stunden. Fokal können daher auch kürzere Zeiten auftreten. Die von den zerfallenden Enterozyten freigesetzten proteolytischen Enzyme und Prostaglandine stellen einen wichtigen Faktor in der Verdauung und Funktionsfähigkeit aktiver Enterozyten dar, wobei ein für die Aufbereitung der Nahrungsstoffe wichtiges Gleichgewicht zwischen Proteolyse und Entwicklung der die Glykokalyx der Enterozyten überziehenden Schleimbarriere (aus schleimbildenden Becherzellen) besteht. Die schnelle Entkopplung dieses Gleichgewichtes ist kennzeichnend für initiale Schädigungen der gastrointestinalen Schleimhaut nach Eintritt eines Schockereignisses [20].

Die oberflächlichenreifen Enterozyten vergrößern ihre Oberfläche genauso wie die Hepatozyten durch Mikrovilli (etwa 3000 auf einer Zelloberfläche). Das Markerenzym des Mikrovillisaumes resorptiv aktiver Enterozyten ist die alkalische Phosphatase [35]. Gealterte abstoßungsbereite Enterozyten weisen im Mikrovillisaum statt dessen Zytidinmonophosphatase, ein Reparaturenzym der Zelloberfläche, auf [18]. Tierexperimentell konnte gezeigt werden, daß bei einer plötzlich einsetzenden Darmischämie der Marker-Enzymwechsel fokal innerhalb von 15 bis 30 Minuten mit schneller Abschilferung der exponiertesten Enterozyten einhergeht [18].

Pankreas

Die Besonderheit der Transitstrecken dieses Organs liegen in der exo- und endokrinen Funktion der Bauchspeicheldrüse (Abb. 2). Im endokrinen Pankreas, den Langerhansschen Inseln, sind Epithelstränge und Kapillarendothel so dicht benachbart, daß sie häufig nur durch eine gemeinsame Basalmembran voneinander getrennt sind. Dadurch wird der Übertritt der Hormone in die Blutbahn wesentlich erleichtert, unter ischämischen Bedingungen aber rasch gestört. Eigentümlich ist das Verhalten der vegetativen Nervenfasern; sie treten mit ihren adrenergen und cholinergen Endigungen unter Bildung echter Synapsen (neuroglanduläre Synapsen) direkt an die Drüsenzellen heran.

Ganz anders ist die Situation im exokrinen Pankreas. Hier finden sich typische Transitstrecken mit zahlreichen Mastzellen und vegetativen Nervenfasern. Diese durchbrechen nicht die Basalmembran. Anders als bei den Mundspeicheldrüsen fehlen die zwischen Drüsenzellen und Basalmembran gelegenen Myoepithelzellen. Der Sekretionsfluß erfolgt durch Sekretionsdruck! Nach eigenen Beobachtungen besteht dadurch permanent die Gefahr einer basalen Freisetzung von Pankreasproteasen in die Transitstrecke.

Die exokrine Pankreaszelle produziert etwa 20–30 verschiedene Verdauungsenzyme, die als Proteasen nicht nur jede biologische Substanz angreifen können, sondern auch für die Ursprungszelle eine potentielle Gefahr darstellen. Die Zelle hat dagegen mehrere Schutzmechanismen entwickelt. Die Enzyme werden als biologisch inaktive Vorstufen (Zymogen) gebildet, die erst im Darm durch Abspaltung einer Proteinsequenz aktiviert werden. Gegen einige potentiell gefährliche Enzyme bildet die Pankreaszelle Inhibitoren (z. B. Trypsininhibitoren). Intrazellulär werden die Proteasen vom Zytoplasma durch Membranhüllen getrennt. Werden diese Schutzeinrichtungen zerstört, z. B. auf Grund einer Ischämie, kommt es zur entzündlichen Selbstverdauung des Organs.

Niere

Im Nierenparenchym können drei Typen von Transitstrecken unterschieden werden (Abb. 2): die Transitstrecke des Glomerulum, des juxtaglomerulären Apparates und des Leitungsbündels. Sie unterliegen hormoneller Regulation von Seiten des Glomerulum selbst (Renin-Angiotensin), der Nebenniere (Aldosteron) und des Hypothalamus (Adiuretin).

Das Nephron bildet die Baueinheit, aber nicht die Funktionseinheit der Niere. Zur Funktionsfähigkeit der Tubuli der Nephrone gehört, wie es das Haarnadel-Gegenstromprinzip zeigt, die Mitwirkung der Blutgefäße des interstitiellen Bindegewebes und der Sammelrohre. Die annähernd parallel angeordneten Schleifen der Nierentubuli, Sammelrohre und begleitenden Arteriolae und Venulae rectae mit ihren Kapillaren und begleitendem interstitiellen Bindegewebe bilden im Nierenmark gemeinsam zahlreiche Leitungsbündel. Im Zentrum jedes Leitungsbündels liegt eine Gefäßgruppe. Gegen die Peripherie nehmen Schleifen und Sammelrohre zu. Die Transitstrecken im Leitungsbündel bilden nach dem Haarnadel-Gegenstromprinzip die Grundlage für die Rückresorption von Natrium, Wasser und Ammoniak aus dem Vor- und Intermediärharn in die Kapillaren [51]. Die höchsten resorptiven Leistungen werden im proximalen Tubulusbereich (Hauptstück, Tubulus cortortus I) erbracht. Die Hauptstückzellen haben entsprechend ihrer zellulären Oberflächenvergrößerung einen stark entwickelten Mikrovillisaum sowie basale Einfaltungen („Basalstreifung") der Zellmembran. Neben ihrer Resorptionsleistung sind die Hauptstückzellen zur Phagozytose befähigt. Störungen des kapillären Durchflusses werden daher sofort Funktionsstörungen der Leitungsbündel nach sich ziehen. Die distalen Abschnitte des Mittelstückes und die Sammelrohre reagieren auf das antidiuretische Hormon (AHD).

Anfang und Ende der Nephronschleife stehen unter Kontrolle des juxtaglomerulären Apparates (Abb. 2). Er wird gebildet von epitheloiden Zellen in der Wand der Arteriolae afferentes des Glomerum, dem sogenannten Polkissen, der Macula densa und extraglomerulären fibrohistiozytären Mesangiumzellen im Winkel zwischen Arteriola afferens und efferens. Sie alle verbindet eine gemeinsame Transitstrecke. Der juxtaglomeruläre Apparat steht im Dienste der Blutdruckregulation (zur Harnfiltration ist ein Blutdruck von über 50 mm Hg notwendig). Die adrenerg innervierten Polkissenzellen produzieren Renin, das aus dem im Blutplasma enthaltenen Angiotensinogen das Angiotensin I abspaltet, das dann in den Lungenkapillaren zum vasokonstriktorischen Angiotensin II gespalten wird. Dieses setzt außerdem Aldosteron aus der Nebennierenrinde frei (Literatur bei Heine [20]). Die Macula densa wird durch Anlagerung der pars contorta des Nephronmittelstückes an die Polkissenzellen der Arteriola afferens gebildet (Abb. 2). Dieser Bezirk scheint chemosensitive Funktion zu haben, über die der Kochsalzgehalt des Harns im Tubulus gemessen und die Freisetzung von Renin veranlaßt werden soll [51]. Das Nierenkörperchen (Corpusculum renis) enthält in Form des Glomerulum eine Transitstrecke im Dienst der Harnfiltration. Das Glomerulum besteht aus einem ca. 168 µm großen beerenförmigen Kapillarnetz von ca. 30–40 Schlingen, das um eine bindegewebige Achse (Mesangium) blattartig angeordnet ist. Das Glomerulum stülpt das ballförmige blinde Ende des Nephrons soweit so ein, daß ein doppelwandiger Becher entsteht (Abb. 2). Das innere Becherblatt überzieht mit Füßchenzellen (Podozyten) die Kapillarschlingen des Glomerulum. Die Podozyten synthetisieren im wesentlichen die mit dem gefensterten Kapillarendothel gemeinsame Basalmembran. Diese ca. 0,1 µm breite Barriere hindert große Moleküle (mit einem Molekulargewicht von ca. 300 000) am Durchtritt. Die Schlitzporendiaphragmen (4 × 14 nm) der Podozyten bilden eine erheblich dichtere Filterstruktur. Substanzen mit einem Molekulargewicht jenseits der 70 000 D können nicht passieren (z. B. Immunkomplexe, Komplementfaktoren). Dadurch werden ständig hochmolekulare Substanzen in der Basallamina angereichert, und sie muß daher ständig regeneriert werden. Dies erfolgt im wesentlichen über die Podozyten. Die Mesangiumzellen phagozytieren das überalterte Material und produzieren gleichzeitig die Grundsubstanz im Mesangium. Das Schockgeschehen greift daher im Nierengewebe an drei verschiedene Transitstrecken an.

Lunge

Die Lunge ist neben dem Herzen das einzige Organ des Körpers, das von der gesamten Blutmenge durchströmt wird. Die Funktionseinheit der Lunge ist die Alveole. Die zugehörige Transitstrecke liegt im Alveolarseptum. Dieses wird von beiden Seiten von Alveolarepithel (Typ I und Typ II Alveozyten) begrenzt. Im dazwischenliegenden interstitiellen Raum verlaufen die Alveolarkapillaren (Abb. 1). Im Bereich der Gasaustauschstrecke verschmelzen alveoläre und kapilläre Basalmembran. Die alveoläre Basalmembran enthält mehr Fibronektin, Laminin und Heparansulfat als die kapilläre [53].

In den Alveolarzwickeln liegt das gesamte Spektrum an Bindegewebszellen mit zahlreichen Mastzellen, wobei entsprechend der „Schlammfängerfunktion“ der Lunge intra- wie extravasal viele Makrophagen und Leukozyten patroullieren. Vegetative Axone und Lymphkapillaren fehlen im Alveolarseptum. Wesentliche Bedeutung für die regelhafte Funktion der Alveole kommt den Typ II Alveozyten zu. Sie synthetisieren ein Phospholipoprotein, das als Oberflächenfilm (surfactant) das Alveolarepithel überzieht und antiatelektatisch wirkt. Die Typ II Alveozyten tragen auf der alveolären Seite Mikrovilli und basal vereinzelt Zytoplasmafortsätze, die die alveoläre Basalmembran perforieren und über ihre Glykokalyx in die Grundsubstanz der Transitstrecke eingebettet sind. Über Rezeptoren in der Glykokalyx können sie den aktuellen Stand der Stoffwechselsituation registrieren und mit einer entsprechenden Surfactantsynthese reagieren [53]. Während die Haftstrukturen zwischen den kapillären Endothelzellen nur locker sind („leaky junctions“), sind die Zellhafte zwischen den Typ I Alveozyten sowie den Typ I und Typ II Alveozyten fest (zonulae occludentes) und enthalten Nexus zur elektrotonischen Zellkopplung.

Das Kapillarendothel selbst zeigt Eigenheiten, die die Lunge über die Atmung hinaus zu einem wesentlichen Regler der Homöostase machen: In der Plasmamembran der Endothelzellen ist das Angiotensin converting Enzym lokalisiert, das das Angiotensin I in Angiotensin II umwandelt. Dieses setzt Aldosteron aus der Nebennierenrinde frei, wodurch die Rückresorption von Natriumionen und damit von Wasser aus den distalen Nierentubuli gesteuert wird. Die Integrität der Alveolarkapillaren ist somit wesentlich für eine regelhafte Nierenfunktion. Das Kapillarendothel verstoffwechselt bereits in der ersten Passage nahezu vollständig Katecholamine (bis auf Dopamin), Prostaglandine (bis auf Prostazyklin, das vom Endothel selbst synthetisiert wird [48]) und Kinine. Über Ektonukleotidasen werden die aggregationsfördernden, ins Plasma gelangende Nukleotide AMP, ADP, ATP sehr schnell abgebaut. Bei Erhöhung des Katecholaminspiegels im Plasma (z. B. nach Trauma), sind es besonders die alveolären Kapillarendothelien, die an der Synthese von Plasminogenaktivatoren beteiligt sind. Das pulmonale Endothel enthält weiter eine spezifische, Chylomikronen spaltende Esterase [19, 20, 43, 48].

Myokard

In der Herzmuskulatur ist in Form sogenannter Glanzstreifen (Disci intercalares) die elektrotonische Zellkopplung besonders weit entwickelt (Abb. 2). Auf diese Weise können Erregungen aus den Schrittmacherzentren besonders rasch weitergegeben werden, wobei die vegetativen Axone lediglich modulierende Funktion haben. Zur raschen Erregungsbildung sind Kalziumionen unerläßlich. Diese können im Bereich des sogenannten transversalen Tubulussystem (T-System), fingerartigen Einstülpungen der Myokardzellmembran in Höhe der Z-Streifen, mit angelagerten Zisternen des endoplasmatischen Retikulum („couplings“) (Abb. 2) besonders rasch die Zellmembran in beiden Richtungen passieren. Die Myokardzellen sind von einer kräftigen zur Basalmembran verdichteten Glykokalyx umgeben, die ein kurzes Stück weit in das T-System reicht. Die Transitstrecke zwischen Kapillarendothel und Myokardzelloberfläche kann sehr schmal werden. Zu einem Verschmelzen beider Basalmembranen, wie dies z. B. in der Alveolarwand regelmäßig auftritt, kommt es hier nicht. Stets findet sich dazwischen noch Grundsubstanz mit Zellausläufern von Fibrozyten oder Mastzellen. Auch terminale vegetative Axone treten dicht an die Basalmembran heran.

Eine bisher nicht genügend berücksichtigte Besonderheit der myokardialen Transitstrecke stellen stark proteoglykanführende Fibrozyten dar, die mit feinen Ausläufern in das T-System greifen und dort Proteoglykane abgeben, die für den extra-intrazellulären Calciumaustausch von großer Bedeutung sein könnten (Abb. 2) [18]. Wird dieser Kontakt unterbrochen, verfällt die betroffene Myokardzelle der Nekrobiose [22].

Zentralnervensystem

Die in die nervöse Substanz eindringenden Blutgefäße werden eine Strecke weit vom Spatium subarachnoideale begleitet (Virchow-Robinsche Räume). Astrozytenfortsätze, die sich an ihren Enden verbreitern und über Zonulae occludentes (tight junctions) in Verbindung stehen, grenzen das perivasale Bindegewebe von der nervösen Substanz ab. Im Perivasalraum, gefüllt mit locker geordneter Grundsubstanz, liegen fibrozytäre Zellen und als Makrophagen sogenannte Mikrogliazellen (Hortega Glia) (Abb. 2). Auf dem Niveau der Kapillaren fehlt diese Bindegewebshülle. Die Astrozytenfüßchen legen sich unmittelbar der kapillären Besalmembran an (Membrana gliae limitans perivascularis). Die Zonulae occludentes des Kapillarendothels und der Astrozytenfortsätze sind undurchlässig für bestimmte Moleküle (Trypanblau, Meerrettichperoxidase), die sonst das Endothel passieren können. Durch diese Blut-Hirn-Schranke nimmt das Gehirn in bezug auf Stoffaustauschvorgänge eine Sonderstellung ein [32]. Jenseits der Membrana gliae limitans perivascularis beginnt das Liquormilieu der Interzellularspalten des Hirngewebes. Durch die lockeren Zellhaften des die Ventrikel und den Zentralkanal begrenzenden kubischen einreihigen Epithels (kinozilienarmes Ependym) steht das Liquormilieu mit den Ventrikellumen im Austausch.

Ausgenommen davon sind die Bereiche der sogenannten zirkumventrikulären Organe (u. a. Hypothalamus, Hypophysenstiel mit Hypophyse), hier existiert keine Blut-Hirn-Schranke. Das fenestrierte Kapillarendothel wird von einem breiten grundsubstanzgefüllten perivaskulären Bindegewebsraum (Blutmilieu) umgeben. Die Zellhaften der Astrozytenfortsätze sind u. a. für Meerrettichperoxidase durchgängig, so daß sich hier das Blutmilieu in das Liquormilieu ausbreiten kann. Allerdings schließt in diesen Bereichen das Ependym (kinozillienarmes Ependym) fest gegen die Ventrikelräume ab, so daß hier kein transependymaler Austausch erfolgen kann. Im Bereich der zirkumventrikulären Organe gibt es sog. neurohämale Zonen, wie z. B. die Neurohypophyse, in denen Neuriten Neurohormone (z. B. Adiuretin, Oxytocin) über die Transitstrecke an die Blutbahn abgeben.

Für die zentrale Verarbeitung des Schockgeschehens dürfte noradrenergen Neuronen zirkumventrikulärer Organe große Bedeutung zukommen. Diese haben Verbindung zum limbischen System und zu adrenergen Faserbündeln, die die zirkumventrikulären Organe untereinander, mit dem Gehirnstamm und absteigend mit den sympathischen Neuronen des Nucleus intermediolateralis des Rückenmarkes (C_8-L_{2-3}) verbinden. Im Gehirnstamm erfolgen Verschaltungen mit den parasympathischen Kerngebieten [32].

Eine weitere zentralnervöse Transitstrecke ergibt sich unmittelbar an der Oberfläche des ZNS. Die Astrozytenfortsätze bilden hier die Membrana glia limitans superficialis. Dieser aufgelagert findet sich die Pia mater als Grenze zum liquorgefüllten Subarachniodealraum. Hier beginnen wiederum die Virchow-Robinschen Räume (Abb. 2).

Schockereignis und Sofortreaktion der Transitstrecke

Mit Eintritt des Schockereignisses werden alle Transitstrecken durch eine Sofortreaktion des sympathiko-adrenergen Systems erfaßt [1, 20, 47]. Die sich anschließende humorale Umstellung zielt auf vorläufige Selbststeuerung der Lebensvorgänge des Organismus [16]. Über das osmoregulative HT-HP-NNR-System wird im Gehirn das limbische System zur psychischen Schmerzverarbeitung angeregt und weitere Streßhormone freigesetzt (u. a. ACTH, ADH, Oxytocin, TSH, Somatostatin, Glukokortikoide und Aldosteron). Rückkoppelnde Erregungsschleifen erreichen alle übergeordneten Zentren sowie die vegetativen Kerngebiete im Gehirnstamm. Zentraler adrenerger Mediator ist das zyklische Adenosinmonophosphat (cAMP). Es bewirkt u. a. eine Freisetzung akut nutzbarer Energieträger wie Glukose aus Glykogen und freie Fettsäuren aus Triglyzeriden [16]. Dadurch werden Glukose-abhängige Organe (Gehirn, RES, Erythrozyten, Nierenmark, Knochenmark) in ihrer Funktionsfähigkeit geschützt [2, 42]. Initial wird daher das Schockgeschehen von einer Hyperglykämie begleitet [12]. Das RES und Granulozyten werden durch die membranstabilisierende Wirkung initial freigesetzter Glukokortikoide an einer überschießenden Phagozytosereaktion gehindert [2], so daß das zelluläre Abwehrsystem zunächst eine „Abwartehaltung“ einnimmt. Auf diese Weise wird zunächst verhindert, daß die bei der Phagozytose freigesetzten Proteasen, Sauerstoffradikale und Metaboliten des Arachidonsäurestoffwechsels (Prostaglandine, Leukotriene) das Geschehen zu früh in Richtung einer allgemeinen Entzündungsreaktion (capillary leak syndrom) drängen. In diesem Sinne ist auch die initiale Reaktion der Niere zu verstehen. Der adrenerg stimulierte juxtaglomeruläre Apparat führt zu erhöhter Aktivität des intrarenalen Renin-Agiotensin-Systems. Über Konstriktion intrarenaler Gefäße wird eine Filtrateinschränkung erreicht. Diese wird noch vermehrt auf Grund erhöhter Aldosteron- und ADH-Spiegel, wodurch die Resorptionskapazität der Tubuli gesteigert wird. Die Niere setzt somit in der initialen Schockphase alle auch normalerweise zur Verfügung stehenden volumenkonservierenden Mechanismen ein [24]. Der „fit-for-fight“-Charakter der Initialphase wird durch die adrenerg bedingte Freisetzung des marginierenden Randpools neutrophiler Granulozyten unterstrichen. Nach Forrer entziehen sich ca. 40% aller Neutrophilen der Zählung durch reversibles Haften am Endothel [12a]. In besonderem Maße ist davon die Lunge betroffen. Katecholaminbedingt läßt sich bereits 5 Minuten nach Eintritt eines Schockereignisses tierexperimentell in den Alveolarkapillaren eine gewisse Rigidität der Erythrozyten beobachten. Abschnittsweise in Form von „Geldrollen“ zusammengelagert, erschweren sie den Blutzustrom zur Lunge [20]. Da initial der Blutrückstrom aus der Peripherie zum Herzen gestört ist, könnte dies als Möglichkeit einer raschen Adaptation der Herzleistung an das Schockgeschehen diskutiert werden. Nach Lindberg [34] ist das Zirkulationsvolumen des mesenterialen Kreislaufes in Arteria hepatica und Vena portae im Schock um ca. 60% reduziert. Störungen der hepatischen Zirkulation sind direkt mit der Abnahme der Koronardurchblutung und des Herzminutenvolumens korreliert (Übersicht bei Flenker und Liehr [12]).

Das gesamte Spektrum an Sofortreaktionen des Organismus zielt offenbar darauf ab, die Homöostase auf Autarkie vorzubereiten. Die sich bis zum Ende der Initialphase (ca. 30 Minuten) anschließenden Reaktionen sind vor diesem Hintergrund zu sehen.

Ablauf der Initialphase

Parallel zum Katecholaminanstieg wird intra- und extravasal vermehrt Plasmin aus Plasminogen freigesetzt. Da Katecholamine Endothelzellen zu vermehrter Plasiminogenaktivatorsynthese anregen (Übersicht bei Altura [2]), steht die Initialphase ganz im Zeichen der Gerinnungshemmung. Über Plasmin wird sowohl das Gerinnungs- (Aktivation des Hagemannfaktors) als auch das Lysesystem, das Kallikrein-Kinin- und das Komplementsystem angestoßen. Plasmin hat weiter die Fähigkeit, den Komplementfaktor C3 zu spalten, dessen Spaltprodukte dann u. a. B-Lymphozyten aktivieren und die Freisetzung lysosomaler Proteasen aus Makrophagen und Granulozyten stimulieren (Übersicht bei Kapp [29]). Der initiale Plasminschub hat vor allem einen raschen intra- und extravasalen Abbau von Fibronektin zur Folge, wodurch es zur Auflockerung von Zellverbänden, Auflockerung des Proteoglykannetzes der Grundsubstanz und verminderter Opsonierung antigener Substanzen kommt [21, 31, 41]. Das Laminin der Basalmembranen ist stabiler, so daß eine Destruktion von Basalmembranen in der Initialphase nicht auftritt. Dadurch wird eine rasche Regeneration von Epithelien und Endothelien möglich [22]. Die Transitstrecken werden so ganz allgemein ödembereit. Durch degranulierende Mastzellen wird diese Bereitschaft weiter verstärkt, wobei die Aktivierung von Antithrombin III durch Mastzellheparin den antikoagulatorischen Aspekt der Initialphase verstärkt. Anzeichen einer disseminierten intravaskulären Gerinnung finden sich in dieser Phase nicht [21].

Mit Ablauf von 30 Minuten wird eine von Granulozytenaggregaten befahrene Schockschiene Dünndarm – Leber – Lunge kenntlich, die für die weitere Entwicklung des Schockgeschehens von ausschlaggebender Bedeutung ist (Abb. 1; [20]). Mit Ablauf der Initialphase lassen sich, im Unterschied zu den häufig wenig aussagekräftigen klinischen Parametern, ultrastrukturell gut erfaßbare hypoxische Veränderungen entlang der „Schockschiene" erkennen. Schrittmacher ist das Splanchnikusgebiet. Durch die dort freigesetzten großen Mengen an Katecholaminen (und weiteren Neurotransmitter- und koexistenten Neuropeptidsubstanzen) kommt es aufgrund des hohen α-Rezeptorengehaltes dieses Stromgebietes zu inadäquater Blutumverteilung mit fokaler Ischämie einzelner Schleimhautabschnitte. Hypoxisch besonders empfindlich sind die Mikrovilli betroffener Magen-Dünndarmepithelzellen. 30 Minuten nach Eintritt eines Schockereignisses lassen sich tierexperimentell disseminiert einzelne Enterozyten oder kleinere Epithelzellverbände beobachten, bei denen sich unter Verlust des Mucus der Mikrovillisaum perlschnurförmig ablöst. Diese geschädigten Membranbezirke werden von den hypoxischen Enterozyten, deren Mitochondrien noch ausreichend ATP synthetisieren können, aufgenommen und nach basal durchgeschleust. Durch das defekte Molekularsieb der Proteoglykane der Transitstrecke („ödematöse Auflockerung") gelangen sie schließlich in die Kapillaren der portalen Zirkulation (Abb. 1). Diese makromolekularen Substanzen entsprechen in ihrem Aufbau ganz bakteriellen Zellwänden (Membranproteine und -lipide mit den darin wurzelnden Zukkerketten der Glykokalyx). Diese „endogenen Toxine" haben daher hoch antigenen Charakter und aktivieren im Plasma sofort den Komplementbypass (C3 und C5). Dadurch kommt es zu einer Verstärkung der katecholaminbedingten Granulozytose Neutrophiler in der portalen Zirkulation. Wie ultrastrukturelle Untersuchungen der Dünndarmschleimhaut Polytraumatisierter (2 ½ Stunden nach dem Trauma) zeigen, läuft die Bildung „endogener Toxine" beim Menschen in der gleichen Weise ab [20]. Zwischen hypoxischen Enterozyten ist der Interzellularraum stark erweitert, dadurch kann auch ein paraepithelialer Stofftransport makromolekularer Substanzen aus dem Darmlumen in die Kapillaren der Propria bzw. von Flüssigkeit in das Darmlumen erfolgen [4a]. Diesem Flüssigkeitstransport dürfte besonders im Bereich hypoxischer Magenschleimhaut große Bedeutung zukommen, da auf diese Weise Histamin aus Mastzellen der Propria die Histaminrezeptoren gastrinbildender Enterozyten vermehrt stimulieren und so die Ursache gesteigerter Salzsäureproduktion im Schockgeschehen sein kann. Im Dünndarm sind es vor allem die Enterozyten der Zottenspitzen, die hypoxisch überstürzt desquamieren können („Streßulkus"). Diese „akute gastroduodenale Läsion" kann innerhalb von 24 Stunden auftreten und wieder verschwinden. Die Entwicklung echter Ulzera benötigt mehrere Tage [49]. Der Dickdarm zeigt in der Initialphase keine Beteiligung [20].

Die komplementinduzierten Granulozytenaggregate der intestinalen Mikrozirkulation bilden Strombahnhindernisse, die die Mikrozirkulationsstörungen weiter verstärken. Hiervon wird auch das Pankreas erfaßt. Nach eigenen unveröffentlichten tierexperimentellen Befunden (Material und Methode bei Heine [20]) ist das Inselgewebe aufgrund seiner starken Vaskularisation initial nicht betroffen [12]. Das exokrine Pankreas läßt jedoch eine, allerdings sehr disseminierte Mitbeteilung einzelner Azinuszellen erkennen. 30 Minuten nach Eintritt des Schockereignisses lassen sich ultrastrukturell hypoxische Azinuszellen erkennen, die den proteolytischen Inhalt ihrer Lysosomen basal in die Transitstrecke freigesetzt haben (Abb. 2). Dabei entstehen submikroskopisch kleine Destruktionsherde, aus denen wiederum „endogene Toxine" in die portale Zirkulation gelangen können. Zu diesen Substanzen gehört u. a. der „Myocardial depressant factor" [15]. Mit Ablauf der Initialphase ist die Gefahr eines „enzymatischen Funkenflugs" [26] gegeben, der unter Umständen erst nach Tagen oder Wochen (posttraumatische Pankreatitis), u. U. sogar erst nach längeren Zeiträumen als Pankreatitis in Erscheinung tritt.

Da die aus dem Splanchnikusgebiet abflutenden „endogenen Toxine" das RES der Leber passieren müssen, ist bereits in der Initialphase die Leber entscheidend an der weiteren Weichenstellung beteiligt. Dabei wird sich jede Vorerkrankung, aber auch fortgeschrittenes Alter, in der Phagozytosefähigkeit negativ bemerkbar machen, womit konstitutionelle und erbliche Faktoren Bedeutung haben können [35a]. Tierexperimentell konnte gezeigt werden, daß bereits am Ende der Initialphase vereinzelt nekrobiotische Kupfferzellen auftreten. Andererseits können zu diesem Zeitpunkt Kupfferzellen beobachtet werden, die durch Kontakt zu T-Lymphozyten sehr stark aktiviert werden [20]. Aus den T-Lymphozyten werden sogenannte Lymphokine freigesetzt, die die Makrophagen zu erhöhter Phagozytoseaktivität anregen (Übersicht bei Page und Davies [37]). Die dabei auftretende erhebliche Vergrößerung des Umfangs der Kupfferzellen scheint durch den Bypass-Faktor B der Komplementaktivierung verursacht zu werden (Übersicht bei Sedlacek [46]). Unter dem Einfluß von Lymphokinen sollen Makrophagen, wie hier die Kupfferzellen, vermehrt Fibronektin als Opsonin antigener Substanzen, Komplementfaktor C3, Prostaglandine und Plasminogenaktivatoren synthetisieren (Übersichten bei Page und Davies [37], Sedlacek [46], Altura [2], Klar und Heene [31]). Dabei werden offenbar auch zyklische Nucleotide abgegeben, die die benachbarten Zellen u. a. zu vermehrter Prostaglandinsynthese anregen [37]. Prostaglandine aktivieren wiederum Komplementproteasen und das Kallikrein-Kinin-System. Dieses wiederum stößt den Hagemann-Faktor an, worauf sich die Kaskaden der Aktivations- und Hemmprozesse plasmatischer Enzyme wiederholen. In der Leber des Hundes tritt bereits in der Initialphase ein erythrozytentoxischer Faktor auf [20]. Dies dürfte auf plasmininduzierte Spaltprodukte von C3 zurückzuführen sein, die außerdem in der Lage sind, lysosomale Proteasen aus Makrophagen und Granulozyten freizusetzen (Übersicht bei Kapp [29]). Beim Menschen scheint der forcierte Abbau von Erythrozyten in der Leber jenseits der Initialphase zu liegen (Gefahr der Initiierung eines hämolytischen Ikterus). Es ließe sich spekulieren, daß bei ausreichendem Kontakt zwischen T-Lymphozyten und leistungsstarken Kupfferzellen selbst ein schweres Polytrauma initial abgefangen oder in seiner systemischen Auswirkung vermindert werden kann, wogegen im umgekehrten Fall ein schwaches Trauma bei unzureichender Klärfunktion endogener Toxine zur Perpetuierung des Schockgeschehens führt.

Im Bereich nekrobiotischer Kupfferzellen beobachten wir beim Hund in der Initialphase ödemhaft erweiterte Disse-Räume mit Mikrovilliverlust der Oberfläche der Hepatozyten. Auch desquamierte Hepatozyten lassen sich zu diesem Zeitpunkt beobachten [20]. Es treten somit bereits disseminiert Auflockerungen der Zellhafte der Hepatocyten auf, was als Voraussetzung einer möglichen Entwicklung eines posttraumatischen Ikterus (eine offenbar nicht seltene, gefürchtete Komplikation der Postaggressionsphase [7]) anzusehen ist. Bei hypoxischen Hepatozyten ist auch damit zu rechnen, daß sie lysosomale Proteasen in die Gallenkapillaren freisetzen, was u. U. zu einer posttraumatischen Cholezystitis (ohne Beteiligung von Gallensteinen) führen kann [13]. Der in der Initialphase zu beobachtende Anstieg des pulmonalarteriellen Widerstandes ist auf ein „Geldrollenphänomen" rigider Erythrozyten unter Anschoppung neutrophiler Granulozyten zurückzuführen. Eine disseminierte intravaskuläre Gerinnung (DIC) aus fibrinreichen Thrombozytenaggregaten tritt in der Initialphase nach Polytrauma weder beim Menschen [21, 44a] noch tierexperimentell beim Hund ([19]; Labornagetiere verhalten sich anders) auf. Auffällig ist in der Initialphase das völlige Fehlen von Thrombozyten in den Alveolarkapillaren. (Der Thrombozytenabfall im initialen Schockgeschehen und deren Verbleib ist nicht geklärt. Es gibt Hinweise, daß sie im arteriolären Stromgebiet der Milz verweilen [23]). Bei intaktem Alveolarendothel ist wegen der Synthesefähigkeit der Alveolarendothelien in bezug auf Prostazyclin eine Thrombozytenaggregation eher unwahrscheinlich [20].

Initial ist die Alveolarwand durch versteckte Azidosen zwischen Erythrozytenaggregaten gefährdet. Durch lokale Anhäufung saurer Metaboliten werden die ohnehin schwachen Endothelzellhafte („leaky junctions") vermehrt durchlässig und durch einsickerndes Plasma bildet sich ein zunächst nur ultrastrukturell erkennbares Ödem, das aber ausreicht, die Mastzellen zu degranulieren und damit den ganzen Prozeß voranzutreiben [19]. Die basalen Plasmafortsätze der Typ II Alveozyten registrieren dies und die Zelle reagiert mit einer veränderten Surfactantsynthese [53]. Diese Situation kann durch neutrophile Granulozyten erheblich perpetuiert werden. Neutrophile verlieren in saurem Milieu ihre Beweglichkeit, worauf sie mit der Freisetzung ihrer lysosomalen Granula reagieren. Diese wiederum werden besonders im sauren Milieu aktiviert. Damit ergibt sich initial bereits die Gefahr eines proteolytisch verursachten Ödems einzelner Alveolarsepten mit Destruktion der Surfactant und der Entwicklung von Mikroatelektasen [44a]. Der Einstieg in die Entwicklung einer Schocklunge ist damit vorbereitet. Nach unseren tierexperimentellen Beobachtungen geht der lysosomalen Degranulation eine Freisetzung von Sauerstoffradikalen und Peroxiden voraus. Denn festsitzende degranulierende Neutrophile zeigen keine Peroxidaseaktivität mehr [20]. Diese Sauerstoffkomponenten können ungesättigte Fettsäuren u. a. der endothelialen Plasmamembran oxidieren, dadurch aufweichen und so den nachfolgenden lysosomalen Proteasen den Boden bereiten [44]. Bei Oxidation von Membranen entstehen über Arachidonsäure entzündungsfördernde Prostaglandine und Leukotriene, die u. a. wieder Komplement-aktivierend und degranulierend auf Neutrophile wirken [27a]. Die Reaktanten der Freisetzungsreaktion der Neutrophilen sind in der Lage, jedes biologische Material zu zerstören [29].

Da auch in den Kapillaren des Myokards initial vermehrt Neutrophile auftreten, kommt es auch hier disseminiert zu ischämisch bedingter Hypoxie einzelner Transitstreckenbereiche. Die betroffenen Fibrozyten geben ihren „informativen“ Kontakt zum T-System der benachbarten Myokardzelle auf, d. h. sie ziehen ihre Zytoplasmafortsätze aus den transversalen Tubuli (Abb. 2). Dadurch wird das Proteoglykanmuster in den Tubuli so verändert, daß die Zelle einer intra- extrazellulären „Kalziumanarchie“ mit Funktionsverlust und Nekrobiose verfällt (vgl. Literatur bei Heine [18]). Soweit unsere tierexperimentellen Untersuchungen Aufschluß geben, werden davon jeweils nur einzelne Myokardzellen betroffen. Allerdings ist zu bedenken, daß nach Überwindung der Noxe zu einem späteren Zeitpunkt die untergegangenen Myokardzellen das „Zünglein an der Waage“ in der Funktionsfähigkeit des Myokards sein könnten [18].

Wesentliche Funktion zur Aufrechterhaltung der Homöostase haben in der Initialphase die Wechselwirkungen des Systems Lunge – Niere – Hypothalamus – Hypophyse – Nebennierenrinde. Der hohe Katecholaminspiegel der Initialphase führt zu erhöhter ADH-Ausschüttung des Hypophysenhinterlappens und vermehrter Reninbildung im juxtaglomerulären Apparat der Nephrone. Der Renin-induzierte Anstieg des Angiotensin II-Spiegels im Plasma hat vermehrte Aldosteronfreisetzung aus der Nebennierenrinde zur Folge. Während Angiotensin II durch Kontraktion der Arteriole afferens des Glomerulum verminderte Primärharnbildung auslöst, bedingen ADH und Aldosteron eine unselektive Erhöhung der Resorptionskapazität der Tubulusabschnitte (Antidiurese) [24]. Bei Antidiurese werden über 99% der Glomerulumflüssigkeit resorbiert und nur 4% der filtrierten Harnstoffmenge ausgeschieden, während 60% über die Transitstrecke in das Blut zurückgebracht werden. Die unselektive Rückdiffusion ist im initialen Schockgeschehen im Sinne des Erhaltes der Volumenkonstanz äußerst sinnvoll, muß aber zeitlich begrenzt bleiben. Entsprechend dem Ludwig-Starlingschen Gesetz erfolgt bei konstantem interstitiellen Druck in der Transitstrecke über den hohen hydrostatischen Druck im arteriell-kapillären Schenkel eine Wasseraustreibung in das Interstitium. Umgekehrt überwiegt im venösen Kapillarschenkel der kolloidosmotische Druck, wodurch Wasseraufnahme aus dem Interstitium möglich wird. Nach Eintritt eines Schockereignisses wird durch das Phänomen der Antidiurese der kolloidosmotische Druck im Interstitium (vor allem durch Harnstoff) zunehmend erhöht und dadurch die arteriell-kapilläre Wasseraustreibung sowie die venös-kapilläre Wasseraufnahme behindert. Durch die Kallikrein-Kininsynthese distaler Tubuluszellen wird die Ödembereitschaft der nephrogenen Transitstrecke weiter erhöht. Inwiefern das von Wardener und Mitarbeitern [52] postulierte natriuretische Hormon als Gegenspieler des Aldosterons die interstitielle Ödembildung zunächst im Zaum halten kann, ist unbekannt.

Das zentrale Nervensystem (ZNS) ist nach Eintritt eines Schockereignisses unmittelbar an der sympatho-adrenergen Gegenreaktion beteiligt. Diese ist zunächst durch die Erhöhung des peripheren Gefäßstromes erkennbar, wodurch der Blutdruck im ZNS und Myokard zunächst in physiologischen Grenzen gehalten werden kann. Zentral werden durch Katecholamine Regulationszentren des Vegetativums im Hypothalamus und Gehirnstamm angeregt. Auf diese Weise wird über hormonelle Reaktionen sowie über Regulation des Blutdruckes, des Säure-Basen-Haushaltes und der Atmung die Homöostase aufrechterhalten. Moduliert werden diese Reaktionen durch körpereigene Opiate (Enkephaline, Endorphine), für die es vielfach Rezeptoren auf noradrenalinhaltigen Nervenendigungen des Gehirns gibt, wo sie praesynaptisch hemmend wirken. Enkephaline und Endorphine werden von Zellen des limbischen Systems synthetisiert und sind dort an der psychischen Schmerzverarbeitung (u. a. Schmerzdämpfung) beteiligt. Endorphine sind auch in der Lage, die Freisetzung des Neurotransmitters Substanz P (Pain = Schmerz), der Schmerzreize aus der Körperperipherie nach zentral überträgt, präsynaptisch zu hemmen (Übersicht bei Hökfelt et al. [27], Literatur bei Singer [50]). Reaktionen der Transitstrecke des ZNS sind aus der Initialphase nicht bekannt. Allerdings ist bisher die Rolle der Mirkogliazellen in der Transitstrecke unter Schockbedingungen nicht untersucht worden. Nach Murabe und Sano [36] können die Mirkogliazellen, wie andere Makrophagen auch, Nukleotide freisetzen, wodurch sie den Stoffwechsel zwischen Neuronen und Gliazellen fördernd beeinflussen. Über bestimmte von Makrophagen produzierte Prostaglandine (PG) kann eine der Katecholaminwirkung entgegengesetzte Wirkung erfolgen [52a]. Dies könnte forciert in der Initialphase der Fall sein.

Völlig anders liegt die Problematik beim schweren Schädel-Hirn-Trauma. Die Irritation katecholaminerger Neuronensysteme führt rasch zu zentral ausgelösten Blutverteilungsstörungen mit Konstriktion in der Peripherie und Vasodilatation der inneren Organe [4b]. Das aus Hirngewebe freigesetzte Thromboplastin gelangt in den Blutkreislauf und löst eine disseminierte intravasale Gerinnung in den Gefäßen des ZNS selbst und den großen parechymatösen Organen aus [4b].

Therapeutische Möglichkeiten während der Initialphase eines Schockgeschehens

Kann innerhalb der Initialphase (bis zu 30 Minuten nach Eintritt eines Schockereignisses) am Unfallort therapiert werden, kann die Mortalität Polytraumatisierter ganz erheblich gesenkt werden [9, 45], die Überlebenschance der Unfallpatienten verdreifacht sich [9]. Alle initialen Maßnahmen sollen auf Erhalt bzw. Wiederherstellung und Sicherung der Vitalfunktionen Kreislauf und Atmung als Voraussetzung für die Transportfähigkeit ausgerichtet sein. Da eine Schockdiagnose ohne besondere Hilfsmittel möglich ist, ist bei geringstem Verdacht auf drohenden Schock eine entsprechende Behandlung einzuleiten. Im Vordergrund steht dabei die Behebung von Atemstörungen und frühestmögliche Volumensubstitution. Da über eine rasche Schmerzbekämpfung die Katecholaminfreisetzung gebremst und über Aprotinin der Plasminanstieg vermindert werden kann, sollten diese Pharmaka ebenfalls notfallmäßig eingesetzt werden.

Theoretische Kenntnisse des Aufbaues der normalen und gestörten Funktion der Transitsrecke in den verschiedenen Organen und die sich daraus ergebenden therapeutischen Konsequenzen scheinen uns daher von entscheidender Bedeutung für Ausbildung und praktisches Handeln des Notarztes.

Zusammenfassung

Nach Eintritt eines Schockereignisses beginnt der Organismus sofort mit einer Gegenreaktion, die den Metabolismus auf Autarkie einstellt. Dazu müssen die Transitstrecken als Molekularsiebe zwischen Kapillaren und zu versorgenden Zellen entsprechend umorganisiert werden. In der Initialphase sind es Katecholamine und der dadurch provozierte Plasminanstieg sowie Fibronektinabbau, die die Schockinformation in die Transitstrecken bringen. Die Transitstrecken der einzelnen Organe reagieren verschieden, bleiben aber nervös und hormonell unter der Kontrolle des Systems Hypothalamus – Hypophyse – Nebennieren. Zur Aufrechterhaltung der Homöostase ist dabei die Wechselwirkung zwischen Lunge und Niere über das Angiotensin-Renin-System von besonderer Bedeutung.

Literatur

[1] Ahnefeld, F. W., E. D. Spilker: Klinikarzt *10* (1981) 851–856.
[2] Altura, B. M.: Adv Microcirc *9* (1980) 252–294.
[3] Balasz, E. A., P. A. Gibbs: The rheological properties and biological function of hyaluronic acid. In: E. A. Balasz (ed.): Chemistry and molecular biology of the intercellular matrix, Vol. 3, pp. 1241–1254. Academic Press, London 1970.
[4] Bennett, H. S.: J Histochem Cytochem *11* (1963) 14–17.
[4a] Boettcher, I., G. W. Strauch, V. Reinecke: Neue Aspekte der Trasylol Therapie *7* (1974) 99–106.
[4b] Betz, E., W. Schlote, F. W. Schmahl: Verh dtsch Ges Path *62* (1978) 147–163.
[5] Burnstock, G.: J Invest Dermatol *69* (1977) 47–57.
[6] Buonassisi, V., P. Colburn: Adv Microcirc *9* (1980) 76–94.
[7] Doehn, M.: pers. Mitteilung.
[8] Engelhardt, G. H.: Therapiewoche *29* (1979) 5191–5194.
[9] Engelhardt, G. H.: Allgemeinarzt, Heft *5* (1981) 282–292.
[10] Farquar, M. G.: The glomerular basement membrane: A selective macromolecular filter. In: E. D. Hay (ed.): Cell biology of extracellular matrix, pp. 335–378, Plenum Press, New York–London 1983.
[11] Feyrter, E.: Über die Pathologie peripherer vegetativer Regulationen am Beispiel eines Karzinoidsyndroms. In: F. Büchner, E. Letterer, F. Roulet (eds.): Handbuch der allgemeinen Pathologie, Vol. 8/2, S. 344–423. Springer, Berlin–Heidelberg–New York 1968.
[12] Flenker, H., H. Liehr: Verh Dtsch Ges Pathol *62* (1978) 127–146.
[12a] Forrer, R.: Klin Wschr *55* (1977) 247–258.
[13] Freising, S., H. Heine: Chirurg *54* (1983) 533–537.
[14] Fujita, T.: The gastro-enteric endocrine cell and its paraneuronic nature. In: R. E. Coupland, T. Fujita: Chromaffin, enterochromaffin and related cells, pp. 191–208. Elsevier Scientific Publishing Company, Amsterdam 1976.
[15] Glenn, T. M., A. M. Lefer: Circ Res *27* (1970) 783–795.
[16] Haider, W., M. Semsroth: Naturwissenschaften *68* (1981) 583–589.
[17] Hauss, W. H., G. Junge-Hülsing, O. Gerlach: Die unspezifische Mesenchymreaktion. Thieme, Stuttgart 1968.
[18] Heine, H., G. Schaeg: Z Hautkr *54* (1979) 590–598.
[19] Heine, H., K. Tränkel, R. Arbogast et al.: Med Welt *31* (1980) 558–565.
[20] Heine, H.: Med Welt *32* (1981) 1352–1361.
[21] Heine, H.: Adv Exp Med Biol *167* (1982) 121–127.
[22] Heine, H., M. Domann: Drug Res *34* (1984) 696–698.
[23] Heine, H.: Cytobiol Rev *4* (1984) 195–198.
[24] Helmchen, U., K. Thurau: Verh Dtsch Ges Pathol *62* (1978) 66–80.
[25] Herting, G.: Klin Wochenschr *57* (1979) 593–598.
[25a] Herzog, H.: Verh Dtsch Ges Path *62* (1978) 12–53.
[26] Hollaender, L. F., P. Lehnert, M. Wanke: Akute Pankreatitis, Urban und Schwarzenberg, München 1983.
[27] Hökfeld, T., O. Johannson, A. Ljungdahl et al.: Nature (Lond.) *284* (1980) 515–521.
[27a] Holper, K., I. Olcay, A. Kithama et al.: Surgery *76* (1974) 423–457.
[28] Jaques, L. B.: TIPS, pp. 289–291. July 1982.
[29] Kapp, J. F.: Klin Wochenschr *56* (1978) 1039–1047.
[30] Kefalides, N. A.: Rev Cytol *61* (1979) 167–228.
[31] Klar, E., D. L. Heene: Klin Wochenschr *62* (1984) 963–974.
[32] König, W., A. Bohn, K. Theobald et al.: Klinikarzt *12* (1983) 753–776.

[33] Leonhardt, H.: Histologie, Zytologie und Mikroanatomie des Menschen. Thieme, Stuttgart 1981.
[34] Lindberg, B.: Acta Chir Scand (Suppl) *476* (1977) 3.
[35] Moog, F., R. Grey: J Cell Biol *32* (1967) 1–5.
[35a] Mouton, D., Y. Bouthillier, N. Feingold et al.: J exp Med *141* (1975) 306–324.
[36] Murabe, V., F. Sano: Cell Tissue Res *223* (1982) 493–506.
[37] Page, R. C., Ph. Davies: Int Rev Cytol *52* (1978) 119–157.
[38] Pearse, A. G. E.: J Histochem Cytochem *17* (1969) 303–313.
[39] Peters, H.: Wien Med Wochenschr *20* (1978) 645–649.
[40] Pickrell, J. A. (ed.): Lung Connetive Tissue: Location, Metabolism, and Response to Jnjiery. CRC Press, Inc., Boca Rotan, Florida 1981.
[41] Pirschbacher, M. D., E. Ruoslahti: Nature (Lond.) *309* (1984) 30–33.
[42] Ryan, S. F., A. L. Bell, C. R. Barrett: Am J Pathol *82* (1976) 353–362.
[43] Ryan, S. F., U. S. Ryan: Fed Proc *36* (1977) 2683–2690.
[44] Sacks, T., C. F. Moldow, Ph. R. Craddock et al.: J Clin Invest *61* (1978) 1161–1164.
[44a] Schlag, G., W. H. Voigt, H. Redl et al.: Anesthesist *25* (1976) 512–521.
[45] Schneider, B., G. Schnells, O. Trentz et al.: Chirurg *47* (1976) 185–191.
[46] Sedlacek, H. H.: Klin Wochenschr *58* (1980) 543–550, 593–605.
[47] Sefrin, P.: Polytrauma und Stoffwechsel. In: Anaesthesie und Intensivmedizin Bd. 135. Springer, Berlin–Heidelberg–New York 1981.
[48] Shepro, D., P. A. Amore: Adv Microcirc *9* (1980) 161–205.
[49] Siedeck, M., K. Rommelsheim, A. Haag: Anästh Intensivther Notfallmed *15* (1980) 350–355.
[50] Singer, E.: Wien Klin Wochenschr *96* (1984) 809–816.
[51] Ullrich, K. J., K. Hierholzer: Physiologie der Niere. In: H. Sarre (ed.): Nierenkrankheiten. Thieme, Stuttgart 1976.
[52] Wardener, de, H. E., I. H. Mills, W. F. Clapham et al.: Clin Sci *21* (1961) 249–254.
[52a] Weber, P., C. W. Siess, B. Scherer: Klin Wochenschr *57* (1979) 425–444.
[53] Vaccaro, Ch. A., J. S. Brody: J Cell Biol *91* (1981) 427–437.

Alterations in Myocardial Function in Sepsis

K. H. McDonough, J. J. Spitzer

Introduction

Shock or failure of the microcirculation leading to inadequate tissue perfusion can result from different pathological conditions: sepsis, hermorrhage and myocardial infarction (or failure). Such failure is usually accompanied by signs of peripheral vascular dysfunction, as well as an impairment of myocardial function [11, 12]. Although the different etiologic factors may lead to similar manifestations of circulatory failure, our understanding at the present time is insufficient to determine whether the underlying alterations in cellular functions are similar under the variety of pathologic conditions. Also, the importance of myocardial dysfunction in producing the microcirculatory failure may vary depending on the pathogenic condition. Yet, a considerable similarity has been demonstrated with regard to myocardial dysfunction following the different types of injury. In this chapter we will primarily stress the functional alterations of the myocardium resulting from the septic (bacteremic) state without necessarily implying that all of the alterations are shared by other conditions as well.

Sepsis is a very common and serious clinical problem which is accompanied by a relatively high lethality. In the course of the septic episode, both the peripheral vasculature and the myocardium may exhibit abnormalities and pathologic changes. It is often very difficult to separate the contribution of these two systems to the cardiovascular collapse which occurs in the clinical setting. Beginning with the 1960's, several studies indicated that sepsis may be accompanied by a high or a low cardiac output (CO) and a low or a high systemic vascular resistance [31, 33]. It became evident with further studies that septic patients often developed an initial hyperdynamic (and also hypermetabolic) stage which often was followed by a hypodynamic (and hypometabolic) phase. Mortality seemed to be high in the hypodynamic but much lower in the hyperdynamic stage. McLean et al. [22] and Siegel et al. [31] were among the first to call attention to the impaired myocardial performance in septic patients. In addition to left ventricular function, right ventricular function was also shown to be affected [13]. More recently, Parker et al. [26]

Praktische Notfallmedizin 3

and Ellrodt et al. [6] have confirmed the presence of left ventricular abnormalities in patients with sepsis. Many patients in both studies exhibited normal or elevated CO, yet indices of myocardial dysfunction – decreased ejection fraction or ventricular wall motion abnormalities – were clearly demonstrable. In both studies however, fluid therapy, as well as drug therapy – antibiotics, inotropic agents and vasopressors – was initiated, which, along with the influence of humoral and neural milieu, makes it difficult to evaluate the importance of the alterations in intrinsic myocardial contractile function. Thus, it is essential to investigate the effects of sepsis on myocardial function in experimental animal models.

As stated above, sepsis is a multi-faceted insult which can be separated into at least two stages – an early hyperdynamic state and a late or hypodynamic state. The later stage is likely to be associated with shock, i. e., decreased CO, hypotension and impairment of the microcirculation, whereas the earlier state should not be considered as septic "shock", since CO is either normal or elevated, mean arterial blood pressure (MABP) is changed very little if at all, and there is no evidence for altered microcirculation. It is important that such a distinction should be made in studies of sepsis, and therefore it is highly desirable to delineate the stage of sepsis, in which experimental observations are being made. This distinction may be made in a physiologically meaningful manner on the basis of the CO: the hyperdynamic phase is defined by a normal or elevated CO, while the hypodynamic state is characterized by a depressed CO. In human studies this distinction is often very difficult to make. For example, in the study by Ellrodt et al. [5] septic patients with normal or elevated CO may have had initially decreased systolic blood pressures but with fluid resuscitation and cardiovascular drug therapies, blood pressure was raised. How these factors contributed to the elevation in CO can only be surmised. However, for the sake of clarity, in animal studies, it is essential to classify the character of the septic episode by the magnitude of the CO in comparison to time-matched control animals.

Hypodynamic Phase of Sepsis

Most of the early animal studies of myocardial function in sepsis have concentrated on the shock or preterminal state. In the 1950–1960's many investigators agreed that the changes in CO and MABP in shock were mainly the result of peripheral vasodilation thereby causing venous pooling of blood, decreased venous return and therefore, decreased CO [11, 12]. The early controversy even questioned the existence of myocardial dysfunction in the shock state.

Experiments to demonstrate the effects of the shock state on myocardial performance were initially performed using acute administration of endotoxin, a cell wall component of gram-negative bacteria [12]. In these experiments, a highly lethal dose of endotoxin was generally used, e. g., a dose that killed 50% of the animals (LD_{50}) within hours after injection of the toxin. The hemodynamic profile after a bolus injection of endotoxin consisted of a precipitous fall in MABP and CO with a subsequent partial (but usually not complete) recovery of MABP. Probably the earliest evidence that the myocardium exhibited some malfunction came from the study of Solis and Downing [32] in which cats were injected with endotoxin and heart function studied within hours. Hearts from endotoxin-treated cats had lower stroke work at a given left ventricular end diastolic pressure than did control hearts. Thus under conditions of controlled preload, left ventricular contractile performance was depressed.

Other investigators have made comparable observations in different species under varying experimental conditions and have established that the myocardium is depressed subsequent to bolus injections of lethal doses of endotoxin [1, 3, 9, 10, 24, 25]. Thus under *in vivo* conditions Goldfarb et al. [9] has shown that dogs that succumb to an endotoxin dose showed signs of depressed contractile performance as measured by left ventricular pressure-volume loops and determination of the end systolic pressure-volume relationship. Studies by Hinshaw et al. [12] with isolated working dog hearts *in situ* have shown decreased positive and negative dP/dt and increased left ventricular end diastolic pressure by several hours after endotoxin injection. *In vitro* studies of atrial muscle strips, papillary muscles and isolated, isovolumically contracting hearts from guinea pigs that have been given endotoxin also show demonstrable signs of depressed contractile performance [1, 24, 25]. Similarly, Romanosky et al. [30] have shown an alteration in isolated perfused working hearts subsequent to the administration of an LD_{50} (at 6 hr) dose of endotoxin to rats.

Recent studies have taken advantage of two experimental approaches to assess changes in myocardial function following different insults: 1. Better techniques have become available to measure the inotropic state of the heart *in vivo* even when heart rate, preload and afterload may also change. In spite of these advances in assessment of the *in vivo* inotropic state, however, neural and humoral (particularly sympathetic nervous system) support or depression of the heart may mask alterations in intrinsic myocardial performance. 2. Methods to study cardiac tissue under *in vitro* conditions in which neural and humoral influences on the heart are no longer present have been employed.

Thus, it appears that bolus injections of endotoxin which result in a hypodynamic shock state, cause a depression in cardiac muscle performance. Hess and coworkers [11] have presented evidence suggesting that changes in myofibrillar adenosine triphosphatase activity and calcium uptake by the sarcoplasmic reticulum may be involved in the dysfunction elicited by bolus endotoxin administration. Additionally, myocardial hypoperfusion (subsequent to hypotension) may also contribute to the development of these changes.

Other data which give supportive evidence that the myocardium may be affected even during the early stages of sepsis, have been obtained from studies using a long-term infusion of sublethal doses of endotoxin. Fish et al. [8] investigated the *in vitro* myocardial performance in rats in which an Alzet osmotic mini-pump was implanted in the subcapsular region of rats. This pump delivered 0.5–0.6 mg endotoxin per day per 100 g body weight. Endotoxin-infused animals showed minimal changes in hemodynamics, i. e., blood pressure, cardiac output and heart rate. However, *in vitro* ventricular function curves generated on isolated perfused working hearts showed intrinsic myocardial depression. We have also studied intrinsic myocardial performance in hearts from rats receiving bolus injections of very low doses of endotoxin [20]. Altered *in vitro* function, particularly CO, could be ascertained at doses of endotoxin in which *in vivo* blood pressure was similar to control animals and CO was only slightly decreased [17]. These changes were manifested only at high work demand and therefore suggest that resting function may be normal but myocardial reserve may be compromised.

Although these investigations have yielded much valuable information concerning the myocardial alterations which occur in a situation comparable to the human hypodynamic state, they also exhibit a possible shortcoming: there is no clear evidence that endotoxin administration and bacterial sepsis cause identical changes in the myocardium. Therefore, recently, several research groups have turned to injections or infusions of live bacteria to simulate the septic state. Postel and Scholerb [29] injected *Pseudomonas aeruginosa* into dogs and noted a 50% reduction in CO by 3 hrs and a 40% decrease in MABP – a pattern of cardiovascular changes similar to those seen with endotoxin. Other groups have used infusion of *Escherichia coli* and studied hemodynamic [28] and cardiac function [2] and have shown either frank dysfunction [2] or indirect evidence for myocardial impairment, i. e., an inability of the animal to generate normal blood pressure with volume-loading [28]. These studies give good support to the contention that during the hypodynamic or preterminal stage of shock there is intrinsic myocardial dysfunction. Evaluation of data obtained from these studies however, is hampered by the fact that most of these experiments have studied animals during a declining cardiovascular status, i. e., decreased MABP and falling CO. Although these investigations employed a bacterial insult rather than endotoxin, the response time to the insult was relatively short. In humans, the course of a septic episode is measured in days, not hours, and therefore time is available for compensatory mechanisms, either neural or humoral, to come into play. This may be especially important during the early stages of sepsis.

Hyperdynamic Phase of Sepsis

Studies of myocardial function during the hyperdynamic stage of sepsis are quite scarce. The earlier investigations of Cann et al. [5] studied *in vivo* cardiac function in dogs with hindlimb cellulitis. These investigators used beta-adrenergic blockade with propranolol to show that the elevated CO in septic animals was mainly due to sympathetic nervous system support of the heart and vasculature. With propranolol, CO fell and volume loading the animals with dextran resulted in no increase in CO. In control animals, CO increased with volume-loading in spite of beta-adrenergic receptor blockade with propranolol.

In order to study the effects of sustained sepsis on myocardial performance, we have developed an animal model that shares a number of characteristics with the human pathology, e. g., the presence of a hyperdynamic state and a normal MABP [15, 16]. In this model of polymicrobial sepsis, rats are catheterized via the carotid artery (for measurement of blood pressure and withdrawal of arterial blood samples) and are inoculated with an aliquot of a pooled fecal inoculum (for details see reference [15]). Control rats are also catheterized and receive an aliquot of sterilized fecal inoculum. Measurement of blood pressure, CO (by the microsphere method), whole body oxygen consumption and colonic temperature, have shown that these animals are in a hyperdynamic (elevated CO) and hypermetabolic (elevated whole body oxygen consumption) stage of sepsis. In addition heart rate and body temperature are elevated. Blood glucose levels are normal but lactates are slightly elevated. These changes occur by 24 hours of sepsis and for the most part, are maintained through day 3 after inoculation. It should be pointed out that these alterations in myocardial function take place in the septic rat in the absence of fluid loading or resuscitation. Thus under *in vivo* conditions these septic animals would appear to have completely adequate and presumably normal cardiac function. However, if coronary flow is plotted against an estimate of myocardial work (CO X MABP), there is an inappropriate response compared to control animals [16]. While in control animals, there is a linear relationship between these two variables, the coronary flow is elevated in the septic animals at low work levels but it is not different from the controls at higher work loads. Due to the complex relationship between myocardial work demand and oxygen consumption and the myocardial blood flow, it is impossible to determine if this altered relationship in the septic rats is due to some alteration in myocardial function or due to neural and humoral influences which alter myocardial oxygen consumption and blood flow.

Therefore, we measured myocardial performance under controlled, *in vitro* conditions [18]. Using the isolated perfused working heart preparation of Neely et al. [23], we showed that there was a depressed ability of the hearts from hyperdynamic septic rats to increase CO and peak systolic pressure in response to an increase in preload, i. e., in response to an increase in left atrial filling pressure. These changes are illustrated in figure 1.

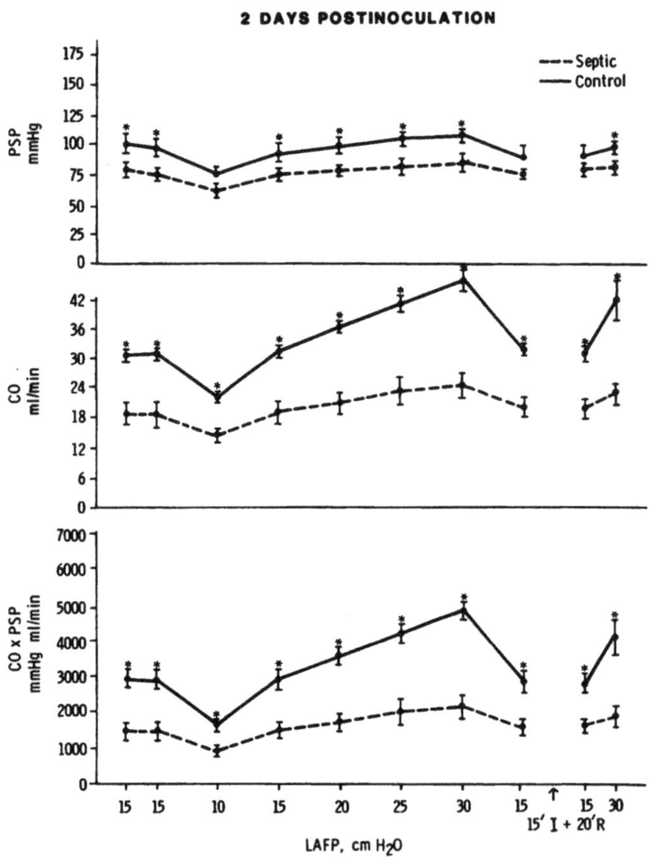

Fig. 1 Peak systolic pressure (PSP), cardiac output (CO) and the product (CO × PSP) as a function of varying the left atrial filling pressure (LAFP). Hearts were studied 2 days after inoculation with an aliquot of a pooled fecal homogenate. After the initial ventricular function curve, hearts were made ischemic (I) for 15 min and then reperfused (R) for 20 min and CO, PSP and CO × PSP determined again at 15 and 30 cm H_2O LAFP. Figure 1 is taken from reference [18].

An important feature of the model of sustained sepsis in which we are studying myocardial function is, that the dysfunction noted early during the septic episode is reversible. By day seven after induction of sepsis, animals have normal colonic temperatures and, as shown in figure 2, normal *in vitro* ventricular function curves [18]. The only remaining index of myocardial involvement is a slightly depressed coronary flow. This reversibility of the myocardial dysfunction of sepsis has also been observed in clinical studies [26].

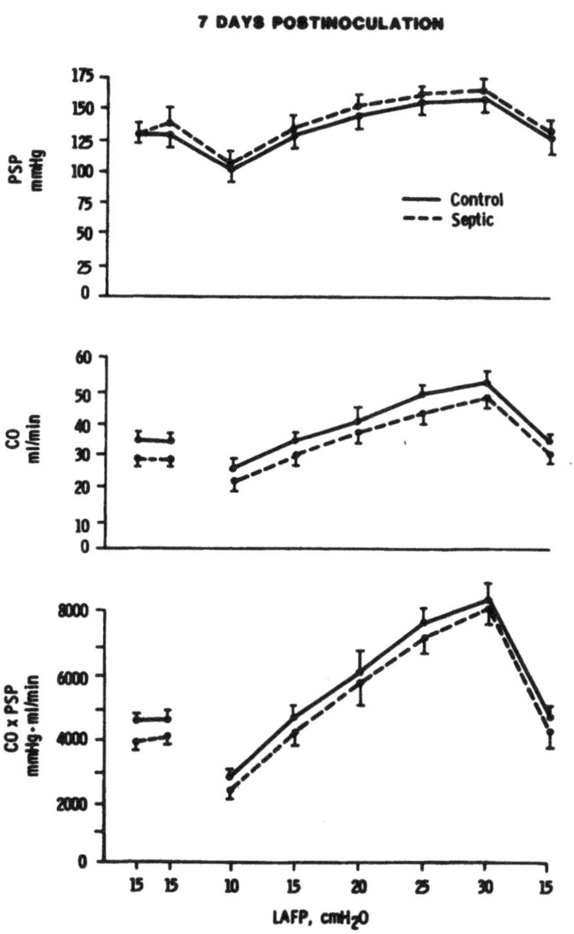

Fig. 2 Peak systolic pressure (PSP), cardiac output (CO) and the product (CO × PSP) as a function of varying left atrial filling pressure (LAFP). Hearts were studied 7 days after inoculation of rats with the pooled fecal homogenate. On day 2 after inoculation, animals were hyperthermic which is characteristic of this model of hyperdynamic sepsis. By day 7, colonic temperature was normal. Figure 2 is taken from reference [18].

The depression in the ventricular function curves may be due to an altered inotropic state or to a decrease in compliance. Therefore we have recently completed studies to measure compliance with a balloon inserted into the left ventricle. Thus, we could control left ventricular volume and accurately measure left ventricular end diastolic and systolic pressures. These studies have been performed on a different model of sepsis induced by cecal ligation and puncture in which animals are studied 24 hours after insult when MABP is well maintained, heart rate is elevated and CO is not different from control animals. In these studies, developed pressure by the left ventricle is depressed compared to time-matched control animals and diastolic pressure is not significantly elevated compared to control at any balloon volume. Thus there is no measurable change in myocardial compliance. The depression that we see in the ventricular function curves, therefore, is apparently due to an altered intrinsic contractile function.

Further studies to determine the mechanism of the dysfunction have indicated that there may be some alteration in calcium homeostasis in the myocardium [19]. The evidence for this conclusion in derived primarily from the obser-

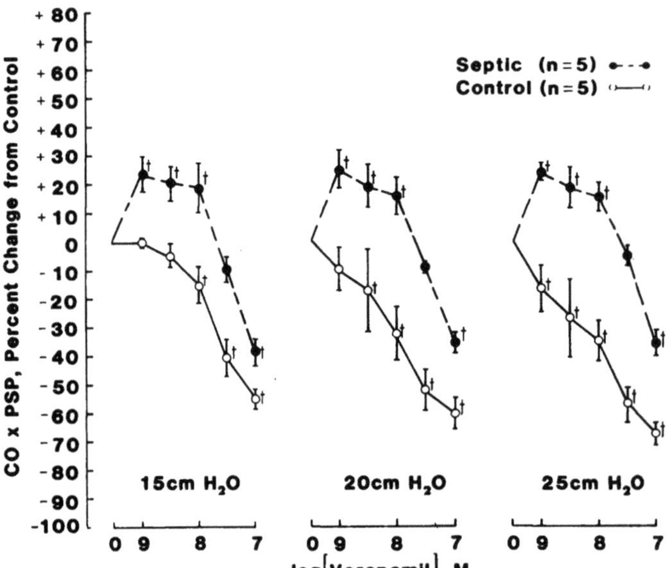

Fig. 3 The percent change in cardiac output × peak systolic pressure (CO × PSP) is shown as a function of increasing concentrations of verapamil. The percent change in CO × PSP for each heart from the level of CO × PSP measured with no (0) verapamil is indicated. Data were collected at left atrial filling pressures (LAFP) of 15, 20, 25 and 15 cm H_2O and then sequentially increasing doses of verapamil added and new ventricular function curves generated. Results are presented at individual LAFP for the sake of clarity. Figure 3 is taken from reference [19].

vation that the calcium channel blocking agent, verapamil, causes an increase in myocardial performance in the hearts from hyperdynamic septic animals but causes a depression in myocardial performance in the control hearts (fig. 3). In addition, the glycoside, ouabain, also improved myocardial function in the hearts from septic animals, suggesting that calcium delivery from the sodium-calcium exchanger (which is persumably activated to bring calcium into the cell as a result of the ouabain-induced inhibition of the sodium-potassium ATPase) may be significant in improving myocardial performance. This effect is illustrated in figure 4.

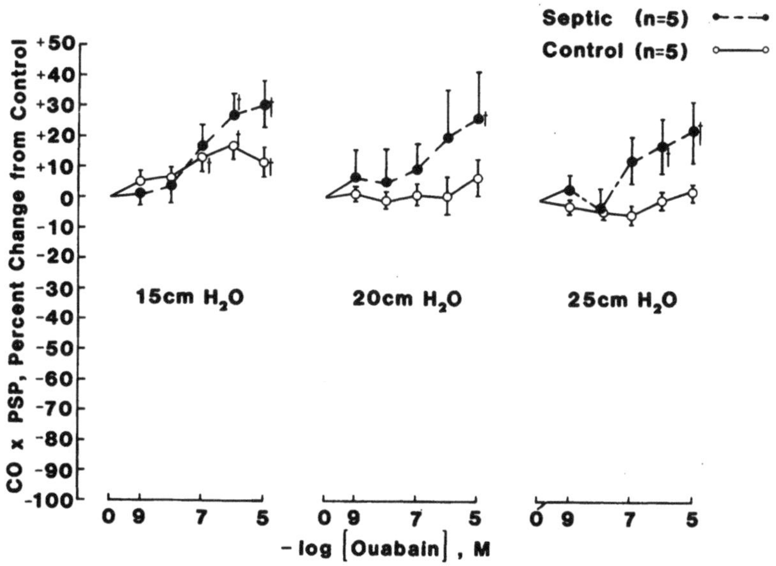

Fig. 4 Data are presented as in figure 3 except that progressively greater does of ouabain were added. Data for each heart are presented as compared to the CO × PSP generated with no (0) ouabain in the buffer. Data were collected from ventricular function curves (CO × PSP as a function of LAFP – 15, 20, 25, 15 cm H_2O) but are presented at individual LAFP for the sake of clarity. Figure 4 is taken from reference [19].

We have also pursued the possibility that myocardial high energy phosphate production may be inadequate and therefore, hearts from septic animals may have decreased adenosine triphosphate (ATP) and/or creatine phosphate (CP) levels [21]. However, there was no difference in high energy phosphate levels between septic and time-matched control animals when hearts were frozen *in situ* in open-chest rats on artificial respiration. High energy phosphate levels were also measured in hearts after *in vitro* perfusion and again, ATP and CP levels were similar to control. In these perfusion studies, we also measured the substrate utilization pattern of the heart. The oxidation of exogenously supplied, ^{14}C-labelled glucose, lactate or palmitate was not different from control. Fatty acid oxidation accounted for almost 50% of the O_2 consumption by the heart and carbohydrate oxidation (lactate plus glucose) for the other 50% in both groups of hearts. Thus it appears that energy production is not an important pathogenic mechanism in the myocardial dysfunction of hyperdynamic sepsis. These studies would suggest then that the delivery of O_2 by the myocardial blood flow is adequate to match the O_2 demands of the heart cells both *in vivo* and *in vitro*. The major findings in regard to myocardial work performance by hearts from hyperdynamic septic rats are summarized in table 1.

Table 1 Myocardial Function and Metabolism in Isolated Perfused Hearts of Hyperdynamic Septic Rats

Variable	Change
Ventricular function curves	Shifted down and to the right
Cardiac output	Decreased
Peak aortic pressure	Decreased
Heart rate	Not Changed
ATP and creatine phosphate content	Not Changed
Glucose, lactate and palmitate oxidation rates	Not Changed
Response to verapamil	Increased
Response to ouabain	Increased

The role of the sympathetic nervous system in the response of the organism to a septic insult has been the subject of considerable research. The results of these studies, like those describing the effects of sepsis on the myocardium, are complicated by the problems of comparing findings in the preterminal or shock stage of sepsis, as simulated by injections of endotoxin or live bacteria, with observations made in sustained sepsis. Although the results of several studies suggest an increased sensitivity or responsiveness to beta-adrenergic stimulation [3, 32] subsequent to endotoxin administration, the findings of several other studies indicate a decreased capacity of the cardiovascular system to respond to adrenergic stimulation [3, 7, 27]. Additional difficulties in interpreting some of the findings are illustrated by the data of Cann et al. [5], suggesting that, in their animals with hyperdynamic sepsis, beta-adrenergic support of the heart was responsible for the elevated cardiac output and also for the ability of the heart to increase cardiac output with volume-loading. However, additional adrenergic stimulation with isoproterenol had no effect on myocardial performance. This implies that assessment of adrenergic responsiveness of the heart or vasculature to exogenously administered adrenergic agonists must take into account the already elevated levels of plasma catecholamines [14] and the increased sympathetic nervous system support. One way to circumvent the problem of *in vivo* adrenergic activity is to assess the capacity of the heart to respond to specific adrenergic agonists under *in vitro* conditions. From such studies, we have postulated that in the hyperdynamic stage of sepsis, *in vivo* myocardial performance appears to be adequate (i. e., CO is elevated and MABP is normal) because of the inotropic action of the sympathetic nervous system. However, when the heart is studied under *in vitro* conditions, diminished intrinsic myocardial performance is observed and impaired contractile function is documented. This implies that the physiologic reserve capacity of the heart is compromised.

Summary

There is very good experimental evidence indicating that myocardial dysfunction may contribute to the problems associated with the preterminal or shock stage of sepsis. In addition, there is growing awareness among investigators that impaired myocardial function may exist even during the hyperdynamic stage of sepsis when gross manifestations of myocardial work performance, i. e., CO and MABP, are not abnormal. However, the sympathetic nervous system, as well as other factors, may be important in eliciting the maintenance of seemingly adequate myocardial performance. We suggest that the transition of an organism from the hyperdynamic to the hypodynamic phase of sepsis may be accompanied by: 1. a progressive depression of myocardial contractile performance and/or 2. an eventual inability of the myocardium to respond to catecholamine-support due to beta-adrenergic desensitization. Such changes, if not corrected, may contribute to cardiovascular collapse in the septic patient. Thus, myocardial dysfunction in sepsis is a potentially very important pathologic occurrence even in patients where the clear manifestations of such a condition may not be readily apparent because of recruitment of the physiologic reserve.

References

[1] Adams, H. R., C. R. Baxter, J. L. Parker et al.: Contractile function and rhythmicity of cardias preparations from Escherichia coli endotoxin-shocked guinea pigs. Circ Shock *13* (1984) 241–254.

[2] Archer, L. T., B. A. Benjamin, B. K. Beller-Todd et al.: Dose LD_{100} E. coli shock cause myocardial failure? Circ Shock *9* (1982) 7–16.

[3] Archer, L. T., M. R. Black, L. B. Hinshaw: Myocardial failure with altered response to adrenaline in endotoxin shock. Br J Pharmacol *54* (1975) 145–155.

[4] Bhagat, B., M. Beaumont, L. Rawson et al.: Calcium metabolism and contractility of isolated cardiac muscle from endotoxin-treated guinea pig. In: Myocardial Biol.: Recent Adv. Studies Card. Structure and Metabolism. Vol 4, pp. 305–328, University Park Baltimore, MD 1972.

[5] Cann, M., T. Stevenson, E. Fiallos et al.: Depressed cardiac performance in sepsis. Surg Gyn Obstet *13* (1972) 759–763.

[6] Ellrodt, A. G., M. S. Reidinger, A. Kimchi et al.: Left ventricular performance in septic shock: reversible segmental and global abnormalities. Am Heart J *110* (1985) 402–409.

[7] Fink, M. P., L. D. Homer, J. R. Fletcher: Diminished pressor response to exogenous norepinephrine and angiotensin II in septic, unanesthetized rats: evidence for a prostaglandin-mediated effect. J Surg Res *38* (1985) 335–342.

[8] Fish, R. E., A. H. Burns, C. H. Lang et al.: Myocardial dysfunction in a nonlethal, nonshock model of chronic endotoxemia. Circ Shock *16* (1985) 241–252.

[9] Goldfarb, R. D., W. Tambolini, S. M. Wiener et al.: Canine left ventricular performance during LD_{50} endotoxemia. Am J Physiol *244* (1983) H370–H377.

[10] Guntheroth, W. G., J. P. Jacky, I. Kawabori et al.: Left ventricular performance in endotoxin shock in dogs. Am J Physiol *242* (1982) H172–H176.

[11] Hess, M. L., A. Hastillo, L. J. Greenfield: Spectrum of cardiovascular function during gram-negative sepsis. Cardiovasc Dis *23* (1981) 279–298.

[12] Hinshaw, L. B., B. Benjamin, L. T. Archer et al.: The heart and endotoxin shock. Tex Rep Biol Med *39* (1979) 1051–1057.

[13] Hoffman, M. J., L. J. Greenfield, H. J. Sugerman et al.: Unsuspected right ventricular dysfunction in shock and sepsis. Ann Surg *198* (1983) 307–319.

[14] Jones, S. B., F. D. Romano: Plasma catecholamines in the conscious rat during endotoxicosis. Circ Shock *14* (1984) 189–201.

[15] Lang, C. H., G. J. Bagby, G. H. Bornside et al.: Sustained hypermetabolic sepsis in rats: characteristization of the model. J Surg Res *35* (1983) 201–210.

[16] Lang, C. H., G. J. Bagby, J. L. Ferguson et al.: Cardiac output and redistribution of organ blood flow in hypermetabolic sepsis. Am J Physiol *246* (1984) R331–R337.

[17] Lang, C. H., G. J. Bagby, J. J. Spitzer: Glucose kinetics and body temperature after lethal and nonlethal doses of endotoxin. Am J Physiol *248* (1985) R471–R478.

[18] McDonough, K. H., C. H. Lang, J. J. Spitzer: Depressed function of isolated hearts from hyperdynamic septic rats. Circ Shock *12* (1984) 241–251.

[19] McDonough, K. H., C. H. Lang, J. J. Spitzer: Effect of cardiotropic agents on the myocardial dysfunction of hyperdynamic sepsis. Circ Shock *17* (1985) 1–19.

[20] McDonough, K. H., B. A. Brumfield, C. H. Lang: In vitro myocardial performance after lethal and nonlethal doses of endotoxin. Am J Physiol *250* (1986) H240–H246.

[21] McDonough, K. H., C. H. Lang, J. J. Henry: Substrate utilization and high energy phosphate levels of hearts from hyperdynamic septic rats. Circ Shock *18* (1986) 161–170.

[22] McLean, L. D., W. G. Mulligan, A. P. H. McLean et al.: Patterns of septic shock in man – a detailed study of 56 patients. Ann Surg *166* (1967) 543–562.

[23] Neely, J. R., H. Libermeister, E. J. Battersby et al.: Effect of pressure development of oxygen consumption by isolated rat heart. Am J Physiol *212* (1967) 804–814.

[24] Parker, J. L., H. R. Adams: Isolated cardiac preparations: Models of intrinsic dysfunction in circulatory shock. Circ Shock *15* (1985) 227–245.

[25] Parker, J. L., H. R. Adams: Contractile dysfunction of atrial myocardium from endotoxin-shocked guinea pigs. Am J Physiol *240* (1981) H954–H962.

[26] Parker, M. M., J. H. Shelhamer, S. L. Bacharach et al.: Profound but reversible myocardial depression in patients with septic shock. Ann Intern Med *100* (1984) 483–490.

[27] Parratt, J. R.: Myocardial and circulatory effects of E. coli endotoxin, modification or responses to catecholamines. Br J Pharmacol *47* (1973) 12–25.

[28] Pass, L. J., P. R. Schloerb, F. J. Pearce et al.: Cardiopulmonary response of the rat to gram-negative bacteremia. Am J Physiol *246* (1984) H344–H350.
[29] Postel, J., P. R. Schloerb: Cardiac depression in bacteremia. Ann Surg *186* (1977) 74–82.
[30] Romanosky, A. J., A. H. Burns, R. E. Shepherd: In vitro myocardial performance following in vivo administration of E. coli endotoxin. Fed Proc *42* (1983) 68 (abstract).
[31] Siegel, J. H., M. Greenspan, L. R. M. Del Guercio: Abnormal vascular tone, defective oxygen transport and myocardial failure in human septic shock. Ann Surg *165* (1967) 504–517.
[32] Solis, R. T., S. E. Downing: Effects of E. coli endotoxemia on ventricular performance. Am J Physiol *211* (1966) 307–313.
[33] Weisel, J. P., T. F. O'Donnel, M. A. Stone et al.: Myocardial performance in clinical septic shock: Effects of isoproterenol and glucose, potassium, insulin. J Surg Res *18* (1975) 357–363.

Infektiologie der Schocklunge

E. Dietlein, G. Peters

Einleitung

Die Schocklunge oder das Adult Respiratory Distress Syndrome (ARDS) wurde erstmalig 1967 beschrieben [1]. Es handelt sich um ein Krankheitsbild mit hoher Letalität (50–75%) [14, 26, 33], dem eine Störung des peripheren Gasaustausches zwischen Lungenalveolen, Kapillaren und Interstitium zugrundeliegt. Meist tritt es nach einer Latenzzeit von 24 bis 72 Stunden auf und zeigt dann folgende Kardinalsymptome: Dyspnoe, Hypoxie bedingt durch einen pulmonalen Rechts-Links-Shunt des Blutes, herabgesetzte Lungencompliance und diffuse bilaterale Lungeninfiltrate im Röntgenbild [20].

Während der klinische Verlauf sehr gleichartig ist, kann eine Vielzahl verschiedenster Ursachen zum Entstehen der Schocklunge führen. Eine der wichtigsten *Ursachen* sind Infektionen, vor allem die Sepsis. Infektionen, vor allem die Pneumonie, können aber auch eine wichtige und die Prognose wesentlich beeinflussende *Komplikation* der Schocklunge darstellen. Dieser zweifache Aspekt des Zusammenhangs von Infektion und Schocklunge soll im folgenden Kapitel behandelt werden.

Ätiologie und Pathophysiologie der Schocklunge

Die ausführliche Besprechung der Ätiologie der generellen pathophysiologischen Zusammenhänge folgt an anderer Stelle. Tabelle 1 gibt einen Überblick über die möglichen Ursachen des ARDS. Sie lassen sich nach direkt und indirekt auf die Lunge einwirkenden Faktoren unterteilen. Direkte Faktoren scheinen mit größerer Wahrscheinlichkeit und kürzerer Latenzzeit zum ARDS zu führen als die indirekten [29] (Tab. 2).

In der Pathophysiologie der Schocklunge spielt die Aktivierung von Mediatorkaskaden, die als gemeinsame Endstrecke einer Vielzahl von Ursachen anzusehen ist, die entscheidende Rolle. Diese Mediatoren werden heute als

Praktische Notfallmedizin 3

Tabelle 1 Ätiologie der Schocklunge

Schock	Aspiration
Infektion	Magensaft/-inhalt
Sepsis (bes. gramnegative)	Wasser
virale Pneumonie	Medikamenten-Intoxikation
bakterielle Pneumonie	Heroin
Pilz-Pneumonie	Methadon
Pneumocystis carinii – Pneumonie	Propoxyphen
Trauma	Barbiturate
Fett-Embolie	Acetylsalicylsäure
Lungenkontusion	Inhalationsnoxen
andere Traumen wie SHT	Sauerstoff
Hämatologische Störungen	Rauch
disseminierte intravaskuläre Gerinnung	Chemikalien (NO_2, Cl_2, NH_3, Phosgen, Cadmium)
massive Blut-Transfusion	Andere
Leukämie	Lymphangitis carcinomatosa
thrombozytopenische Purpura	gesteigerter Hirndruck
Metabolische Störungen	Eklampsie
Pankreatitis	Z. n. Cardioversion
Urämie	
Verbrennung	

Modifiziert nach Hopewell & Murray [26] und Stevens & Raffin [61]

Tabelle 2 Häufigste direkte und indirekte Ursachen der Schocklunge

Direkt	Indirekt
Magensaftaspiration	extrapulmonale Sepsis
Inhalation von giftigen Gasen	extrapulmonale Traumen und Schock
Lungen-Infektion	häufige Bluttransfusionen
Lungen-Kontusion	disseminierte intravaskuläre Gerinnung
	Medikamenten-Intoxikation
	Pankreatitis
	Fraktur der langen Röhrenknochen
	Verbrennung

Modifiziert nach Hyers & Fowler [29]

Auslöser der morphologischen und funktionellen Veränderung beim ARDS angesehen, wodurch die relative Einförmigkeit des klinischen Bildes unabhängig von der Ätiologie bewirkt wird [37].

Infektionen als Ursache der Schocklunge

Infektiologische Ursachen wie die Sepsis als extrapulmonale oder die beatmungsbedürftige Pneumonie als pulmonale Noxe nehmen allein aufgrund ihrer Häufigkeit (Abb. 1) einen hohen Stellenwert in der Ätiologie des ARDS

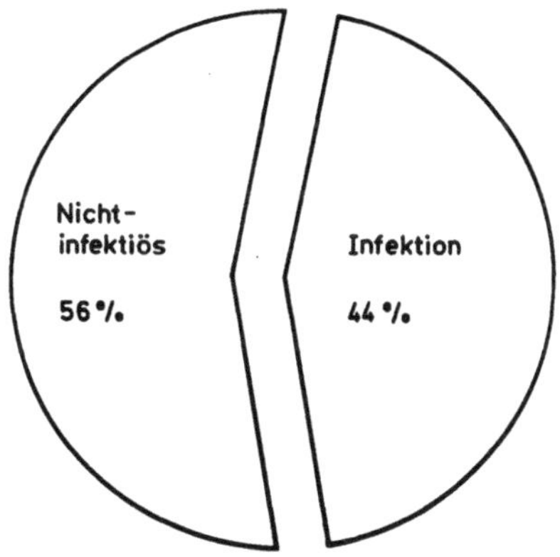

Abb. 1 Stellenwert der Infektion unter den Ursachen der Schocklunge (nach Hyers & Fowler [29]).

ein [18, 29, 42]. Zudem liegt die Letalität des ARDS in Kombination mit einer Sepsis zwischen 77% und 90% besonders hoch [3, 14, 29, 33].

Prinzipiell sind Infektionen durch eine große Vielfalt an Mikroorganismen – Bakterien, Viren, Pilze oder Parasiten – an der Verursachung der Schocklunge beteiligt. Mit ca. 57% des Erregerspektrums stehen die gramnegativen Stäbchenbakterien an erster Stelle, gefolgt von den grampositiven Kokken mit 36% [57]. Tabelle 3 zeigt die häufigsten Erregerarten. Die Inzidenz der Schocklunge ist bei Patienten mit gramnegativer Sepsis mit 23% zweihundertmal größer als beim allgemeinen Patientengut [33]. Dabei spielt die Spezies

Tabelle 3 Erregerspektrum der Schocklunge (n = 177)

Gramnegative Stäbchen	n	%	Grampositive Kokken	n	%	Andere* n	Andere* %
Pseudomonas sp.	30	17	Enterokokken	26	15	13	7
E. coli	25	14	Staphylokokken	20	11		
Klebsiella sp.	22	12	Anaerobe Kokken	9	5		
Andere	23	13	Streptokokken	9	5		

* beinhaltet Pneumocystis carinii, Aspergillus, Candida, Nocardia, Cytomegalie-Virus, Legionella pneumophila

Modifiziert nach Seidenfeld et al. [57].

der gramnegativen Stäbchen eine untergeordnete Rolle. Das infektiöse Geschehen, das zum ARDS führt, läuft bevorzugt in Lunge, Abdomen und Weichteilgewebe ab, wie die Tabellen 4 und 5 verdeutlichen. In einer Studie

Tabelle 4 Lokalisation der zur Schocklunge führenden Infektionen (n = 82)

Ort der Infektion	n	%
Lunge	56	68
Abdomen	17	21
Weichteile	4	5
Andere (z. B. Pericard, Nieren, Meningen)	5	6

Modifiziert nach Seidenfeld et al. [57].

Tabelle 5 Korrelation zwischen Infektionsort und Erregerspektrum (n = 177)

Ort der Infektion	gramnegative Stäbchen		Staphylokokken		andere grampos. Kokken		andere Keime	
	n	%	n	%	n	%	n	%
Lunge	61	58	13	12	21	20	10	10
Abdomen	27	56	2	4	17	35	2	4
Weichteile	5	45	2	18	4	36	0	0
Pleura	5	63	3	38	0	0	0	0
Andere	2	40	0	0	2	40	1	20

Modifiziert nach Seidenfeld et al. [57].

von Fein et al. entwickelten alle septischen Patienten mit Schocksymptomatik ein ARDS [14].

Seltene Krankheitsbilder, bei denen ein ARDS auftreten kann und die daher differentialdiagnostisch in Betracht kommen, sind Meningokokken-Sepsis [43], Legionellose [64], Pneumokokken-Pneumonie [16, 65], Mykoplasmen-Pneumonie [8, 47], Tularämie [63], Leptospirose [5, 72], Miliartuberkulose [11, 12, 25, 27, 28, 45, 59, 73], Listeria monocytogenes-Sepsis [4, 17, 53], Mononucleosis infectiosa [46], Herpes simplex Virus Typ I-Infektion [38], Influenza, Adeno-Virus-Infektion, Masern-Virus-Infektion, Varicella-Virus-Infektion, Cytomegalie-Virus-Infektion [35], Rocky Mountain Spotted Fever [55], Cryptococcosis [48], Histoplasmose [34], Coccidioidomycosis [54], Blastomycosis [39].

In Studien von Bell et al. überlebten alle Patienten mit ARDS, bei denen der Ausgangsherd der Bakteriämie gefunden wurde, und starben alle Patienten mit ARDS, bei denen er nicht identifiziert werden konnte [3]. In den meisten Fällen handelte es sich bei den Letztgenannten autoptisch um eine retroperitoneale oder pulmonale Infektion. Häufig sind es Befunde, die einer chirurgischen Intervention bzw. Drainage bedurft hätten [3]. Es ist bekannt, daß große Ansammlungen von Eiter oder nekrotischem Gewebe die Entstehung einer Bakteriämie und Schocklunge begünstigen [23]. In diesem Zusammenhang hält Ferraris insbesondere bei jüngeren Patienten mit unklarem Abdominalbefund die frühzeitig durchgeführte explorative Laparotomie für indiziert, sofern Sonographie und Computertomographie nicht durchführbar sind oder keine endgültige Klärung bringen [15]. Bei einem abdominellen Infektionsherd entwickelt sich das septische Krankheitsbild häufig zeitlich vor dem klinischen Bild einer Schocklunge, während dies bei pulmonologischem Infektionsherd erst mit oder nach dem Beginn des ARDS geschieht [44].

Pathogenetisch kommt es beim septischen Geschehen in der Frühphase der Schocklunge zu einer Leukozyten- und Thrombozytensequestration in den Lungenkapillaren, bedingt durch chemotaktische Faktoren, wie Endotoxin und die aktivierten Komplementfaktoren C_{3a} und C_{5a}. Dies hat eine Freisetzung von lysosomalen Enzymen aus den Leukozyten zur Folge, die zu einer gesteigerten Permeabilität der Lungenkapillaren führt. Erhöhte Spiegel von Prostaglandinen und Arachidonsäure-Metaboliten im Blut schädigen die Lunge durch ihre vasoaktiven Eigenschaften über eine Gefäßendothelalteration [7, 23, 29]. Die konsekutiv gesteigerte Durchlässigkeit führt zu einem interstitiellen Ödem mit zellulären Blutbestandteilen, zu einer Atelektase, zu vermehrter Blutfüllung der pulmonalen Kapillaren und nachfolgend zu einem intraalveolären Ödem mit Bildung von hyalinen Membranen. Das Frühstadium ist entweder komplett reversibel, endet mit dem Tod des Patienten oder geht in die Spätphase der Schocklunge über. Bedingt durch eine gesteigerte Fibroblastenproliferation kommt es zu einer interstitiellen und intraalveolären Fibrose, d. h. bindegewebigen Durchsetzung des Lungengewebes. Dies und die beeinträchtigte Bildung des Surfactant-Faktors bedingen die charakteristische Steifheit der Lunge. Erstaunlicherweise ist aber auch dieses Stadium reversibel [7].

Infektionen als Komplikation der Schocklunge

Tabelle 6 zeigt mögliche Komplikationen beim ARDS. Sepsis und Pneumonie spielen als wichtigste Komplikationen des ARDS besonders in der Spätphase des Krankheitsverlaufs und als Todesursache eine große Rolle [44, 30] (Tab. 7). Infektionen sind eine der vielen „sekundären Traumen", die der Patient im Gefolge des ARDS erleidet [47]. Sie folgen meist auf eine Periode der Besserung und Stabilisierung.

Tabelle 6 Komplikationen der Schocklunge

Infektion:	Sepsis nosokomiale Pneumonie
Pulmonal:	Lungenembolie Lungenfibrose
Gastrointestinal:	Pneumoperitoneum gastrointestinale Blutung
Renal:	Nierenversagen
Kardial:	Arrhythmien Hypotension Low cardiac output
Hämatologisch:	Anämie Thrombozytopenie disseminierte intravasale Gerinnung

Modifiziert nach Pingleton [52]

Tabelle 7 Todesursachen der Schocklunge

Ursachen	Frühphase (<72 h)		Spätphase (>72 h)	
	n	%	n	%
Sepsis	3	30	8	36
Kardial	1	10	5	23
Pulmonal	1	10	4	18
ZNS	3	30	4	18
Hämatologisch	0	0	1	4
Hämorrhagischer Schock	2	20	0	0
Hepatisch	0	0	0	0

Modifiziert nach Montgomery et al. [44]

ARDS-Patienten zeigen eine erhöhte Anfälligkeit für nosokomiale Pneumonien mit eventuell folgender Sepsis. Das Krankheitsbild erfordert eine künstliche Beatmung. Durch die Intubation werden natürliche Abwehrmechanismen der Nase, des lymphatischen Systems des Rachens, des Flimmerepithels der Bronchien und des Verschlußmechanismus der Epiglottis umgangen. Dies begünstigt zum einen das Eindringen von Erregern und zum anderen eine Aspiration, die selbst bei High Volume Low Pressure Cuffs bei 20% der Patienten beobachtet wird [19, 53]. Die erhöhte Sauerstoffspannung bei der Beatmung schwächt die Abwehrfunktion der alveolären Makrophagen [2]. Das Schlucken und der Speichelfluß sind behindert, was Veränderungen in der Zusammensetzung der Mundflora zur Folge hat [62] (Abb. 2). So ist verständlich, daß die Wahrscheinlichkeit einer pulmonalen Infektion mit der Länge der Beatmungsdauer steigt. Über 80% der beatmeten Patienten zeigt

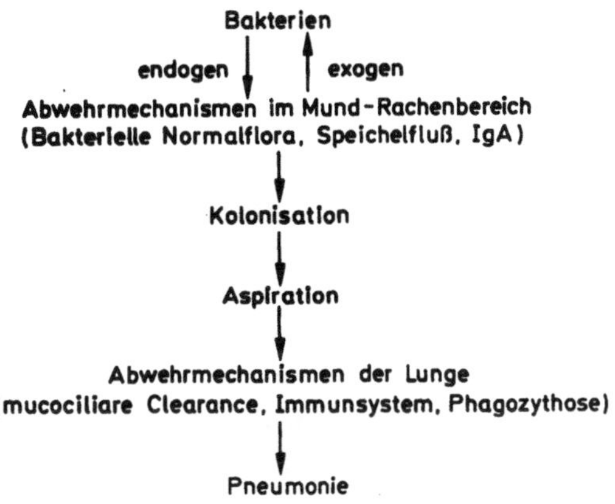

Abb. 2 Pathogenese der nosokomialen Pneumonien (modifiziert nach La Force [36])

eine Besiedlung mit gramnegativen Stäbchen im Oropharynx, dagegen nur ca. 2% von Normalpersonen [32]. Möglicherweise hängt dies mit einer erhöhten Adhärenz der gramnegativen Stäbchen an die Epithelzellen des Mundrachenbereiches zusammen [31]. Nosokomiale Pneumonien entwickeln sich in einer signifikant höheren Fallzahl bei derartig besiedelten Patienten als bei unbesiedelten, wie Abbildung 3 zeigt. Haupterreger sind Enterobakterien, besonders *Klebsiella pneumoniae*, und *Pseudomonas aeruginosa*, gefolgt von *Staphylococcus aureus*.

Kolonisation der Respirationsschleimhaut im Tracheo-Bronchialbaum:

nicht nachweisbar —— konsekutive nosokomiale Pneumonie in 3,3 % der Fälle

nachweisbar —— konsekutive nosokomiale Pneumonie in 48 % der Fälle

Abb. 3 Entwicklung einer nosokomialen Pneumonie (nach Johanson et al. [32])

Zur Besiedlung führen zum einen exogene Faktoren, d. h. die Umgebung des Patienten. Hierzu gehören das Personal – insbesondere bestehen hier Übertragungsmöglichkeiten über die Hände – und Gerätschaften zur Intubation, Beatmung bzw. Inhalationstherapie, ferner Kathetersysteme.

Ausgehend von der veränderten Mund-Rachen-Flora des Patienten gibt es hier zwei verschiedene Infektionswege:

1. Die Descension

Schwartz et al. [56] stellten in einer Studie fest, daß es bei beatmeten Patienten zu einer Zunahme der gramnegativen Stäbchen in der Mundflora kommt, die über absteigende Mikroaspirationen entlang der „Leitschiene Tubus“ in Trachea und Lunge gelangen [68]. Somit stellt der Pharynx eine wichtige Descensions-Quelle für gramnegative Stäbchen dar.

2. Die Ascension mit konsekutiver Descension

Du Moulin und Paterson [10], Daschner et al. [6], Graninger et al. [19] führten vergleichende Studien über die Flora des Mundraumes, Magensaftes und Trachealsekretes unter Streßulcusprophylaxe bei Beatmeten durch. Dabei stellten sie fest, daß die Streßulcusprophylaxe eine pH-Wert-Erhöhung im Magenbereich bewirkt, die dort ein Pooling gramnegativer Stäbchen begünstigt. Von hier aus kommt es dann zur Ascension der Keime in den Mundbereich mit nachfolgender Descension per aspirationem in Trachea und Lunge. Es handelt sich also um eine „gastro-pharyngeale Aspiration". Hier sei auch wieder auf die vorrangige Bedeutung der gramnegativen Stäbchen hingewiesen, denn bei der Aspiration von grampositiven Keimen kommt es in 20% zu einer Pneumonie, bei der gramnegativer Keime in 60%.

Infektiologische Diagnostik bei der Schocklunge

Infektionen können sowohl Ursache als auch Komplikation einer Schocklunge sein. Daher ist ihre schnelle und sichere Diagnose besonders wichtig, um einerseits das Risiko einer Schocklunge möglichst niedrig zu halten und andererseits bei bestehender Schocklunge durch eine frühzeitige und zielgerichtete Therapie die zusätzliche Lungenschädigung und damit Verschlechterung ihrer Funktion so gering wie möglich zu halten. Jedem klinischen Verdacht auf eine Infektion bei intensivmedizinisch betreuten, vor allem beatmeten Patienten muß daher sofort mit zusätzlichen klinisch-chemischen und radiologischen Untersuchungsverfahren nachgegangen werden [50]. Moderne bildgebende, wie Computertomogramm, und endoskopische Verfahren müssen frühzeitig eingesetzt werden [50].

Weiter muß alles unternommen werden, um zu einer mikrobiologischen Erregerdiagnose mit Antibiotikaresistenzbestimmung zu gelangen. Wegen der besonderen Bedeutung septischer Krankheitsbilder in der Ätiologie der Schocklunge müssen mehrere aerobe und anaerobe Blutkulturen über 24–48 Stunden hin, möglichst im Fieberanstieg, entnommen und sowohl mikroskopisch untersucht als auch breit kulturell angelegt werden. Bei Verdacht auf Candida-Sepsis sollte auch der Candida-Antigen-Nachweis (Zellinhaltsantigene) durchgeführt werden; Titer von 1 : 8 und höher, bei negativem Rheumafaktor, sind gute zusätzliche Hinweise. Bei klinisch erkennbaren Sepsisherden (Abszesse, Empyeme, Peritonitis) sollte durch Punktionen, Abstriche oder Lavagen zusätzlich Material gewonnen und mikroskopisch und kulturell untersucht werden.

Bei tiefen Infektionen des Respirationstraktes, vor allem bei der Pneumonie, sollte optimales Material zur mikrobiologischen Diagnostik gewonnen werden, d. h. möglichst ohne Kontamination durch die Mikroflora des oropharyngealen Bereiches. Abgesaugtes Trachealsekret ist deutlich minderwertiger als bronchoskopisch – mit oder ohne Lavage (Ringer-Lösung!) – gewonnenes Sekret. Die Gewinnung von Bronchialsekret durch die perkutane transtracheale Absaugung ist eine optimale Methode, sie hat sich jedoch im deutschsprachigen Raum nicht durchsetzen lassen [9]. In besonderen Fällen, vor allem bei der Pneumonie bei abwehrgeschwächten Patienten, sind perbronchiale oder perkutane Lungenbiopsie Verfahren der Wahl. Das so gewonnene Material muß pathohistologisch und mikrobiologisch untersucht werden.

Bei beatmeten Patienten ist ein regelmäßiges Monitoring durch Rachenabstriche und/oder Trachealsekrete wichtig, um frühzeitig eine beginnende Kolonisation mit fakultativ pathogenen Mikroorganismen und eine eventuell auftretende Selektion zu erkennen. Die Interpretation solcher Befunde ist schwierig und natürlich nur in Korrelation zur Klinik möglich.

Infektionsprävention der Schocklunge

Grundlegend bei der Infektionsprävention sind regelmäßiges Absaugen des beatmeten Patienten, aseptisches Vorgehen beim Intubieren und Absaugen, adäquate Händedesinfektion und Aufbereitung der Beatmungsgeräte, die physikalische Therapie und häufige Katheterwechsel.

Bezüglich Bedeutung und Nutzen einer Chemoprophylaxe (Antibiotika, Antimykotika) wurden bisher folgende Konzepte klinisch geprüft und publiziert:

1. Lokale Antibiotika-Prophylaxe

Stoutenbeek et al. [62], Unertl et al. [68] und Uffelen et al. [67] führten eine Kolonisations-Prophylaxe an beatmeten Patienten mit lokaler Applikation von Polymyxin B, Gentamicin bzw. Tobramycin, und Amphotericin B in Nase, Oropharynx und Magen durch. Sie erzielten damit über eine Reduktion der Keimzahl eine Verringerung der Infektionen generell von 81% auf 16% und eine Verminderung der Atemwegsinfektionen von 59% auf 8% [62]. Nebenwirkungen, wie sekundäre Kolonisation durch resistente Mutanten oder systemische Toxizität durch Resorption über die Schleimhäute, traten nicht auf.

Vogel et al. berichten in einer Studie über die Auswirkungen einer intratrachealen Gentamicinapplikation auf die Häufigkeit von Atemwegsinfektionen. Sie fanden einen Rückgang der bakteriellen Besiedlung der Trachea und der Infektionen des Respirationstraktes [70].

2. Problematik der Streßulcusprophylaxe

Du Moulin und Paterson [10], Daschner et al. [6], Graninger et al. [19] wiesen nach, daß der Magensaft bis zu einem pH-Wert von 2,5 steril bleibt und daß mit zunehmendem Wert die Keimzahl signifikant ansteigt, insbesondere die Zahl der gramnegativen Stäbchen [24, 38]. Medikamente, wie H_2-Rezeptorenblocker, Anticholinergika und Antazida, mit dem Ziele einer Streßulcus- und Blutungsprophylaxe, führen aber zu einer pH-Wert-Erhöhung auf ca. 5,5 [21].

Zur Zeit läßt sich die Frage nicht beantworten, ob man durch eine intermittierende Gabe von H_2-Blockern auch den pH-Wert nur vorübergehend anheben und damit eine ausreichende Ulcus-Prophylaxe betreiben kann, ohne ein Pooling gramnegativer Stäbchen zu bewirken, also eine Kompromißlösung. Es sind auch Studien im Gange zur Erprobung medikamentöser Alternativen, die einen vom Magensaft-pH-Wert unabhängigen Schleimhautschutz darstellen, z. B. Sucralfat [19].

3. Systemische Antibiotika-Prophylaxe

Eine systemische, prophylaktische, breite Abdeckung mit Antibiotika erwies sich in einer Studie von Wewalka et al. als unwirksam [71]. Es kam sogar über eine Induktion von Selektions- und sekundären Resistenz-Mechanismen im Mund-Rachenraum zu einer Verdrängung der physiologischen Mundflora durch gramnegative Stäbchen mit potentiell pathogener Bedeutung [69]. Die Gefahr der Superinfektion mit hochresistenten Keimen stieg, zum einen für den therapierten Patienten, zum anderen für die Patienten in der Umgebung über eine aerogene Streuung. Eine systemische Antibiose sollte folglich erst bei einer klinischen Symptomatik erfolgen [41].

Zur Zeit ist noch nicht entschieden, ob eine der geschilderten Vorgehensweisen zur antibiotischen Prophylaxe der nosokomialen Pneumonie beim beatmeten Patienten generell empfohlen werden kann. Dies wird erst nach weiteren prospektiven randomisierten Studien möglich sein.

Infektiologische Aspekte zur Therapie der Schocklunge

Infektiologische Aspekte zur Therapie müssen, wie schon bei der Infektionsdiagnostik, der dualen Bedeutung der Infektion für Entstehung und als Komplikation der Schocklunge gerecht werden. Bei entsprechenden Risikopatienten – vor allem beatmeten Intensivpatienten – muß jede Infektion zielgerichtet behandelt werden. Die antiinfektiöse Therapie hat den allgemein gültigen Grundsätzen zu folgen [49]. Hierzu gehört vor allem die Therapie der Sepsis, die neben chirurgischen Maßnahmen zur Elimination eines bekannten Sepsisherdes eine adäquate Chemotherapie mit Antibiotika bzw. Antimykotika erfordert. Die kalkulierte Chemotherapie muß gramnegative Stäbchen – Enterobacteriaceae und eventuell *Pseudomonas* – und *Staphylococcus aureus* als wichtigste bakterielle Erreger erfassen. Dies wird in erster Linie durch die Kombination eines oder zweier β-Lactam-Antibiotika – abhängig von der jeweils notwendigen *Pseudomonas*- oder *Staphylococcus aureus*-Wirksamkeit – mit einem Aminoglykosid erreicht. Erst in zweiter Linie sollte der Einsatz von Reservesubstanzen wie Chinolone oder Imipenem erfolgen (siehe auch Tab. 8). Die Kontrolle der klinischen Effektivität ist bei

Tabelle 8 Kalkulierte Chemotherapie der Pneumonie bei Schocklunge

1.[a]	Aminopenicillin	(+)	Aminoglykosid (z. B. Gentamicin)
2.	Basiscephalosporin (z. B. Cefuroxim, Cefamandol, Cefotiam)	(+)	Aminoglykosid (s. o.)
3.[b]	Breitspektrumpenicillin (z. B. Mezlocillin, Piperacillin)	(+)	Aminoglykosid (s. o.)
4.[b]	Reservecephalosporin (z. B. Cefotaxim)	(+)	Aminoglykosid (z. B. Gentamicin, Amikacin)
5.[c]	Amoxicillin + Clavulansäure oder Ampicillin + Sulbactam oder Clindamycin (zusätzlich zu 2.–4.)	(+)	Aminoglykosid (s. o.)
6.	Imipenem + Cilastatin	(+)	Aminoglykosid (s. o.)
7.	Chinolon (z. B. Ciprofloxacin)	(+)	Aminoglykosid (s. o.)
8.[d]	Amphotericin B + 5-Flucytosin		

[a] = Nur bei Frühpneumonie (ca. 2–3 Tage nach Hospitalisierung)
[b] = Evtl. kombiniert mit Staphylokokken-wirksamer Substanz (z. B. Clindamycin, Isoxazolylpenicillin)
[c] = Bei Pneumonie nach Aspiration (S. aureus, Anaerobier)
[d] = Bei hinreichend hohem Verdacht auf Mykose (z. B. Candida-Pneumonie)

der kalkulierten Chemotherapie ohne Erregerdiagnose besonders wichtig. Nach erfolgter Erregerdiagnose wird das Chemotherapeutika-Regime entsprechend dem Antibiogramm angepaßt und wenn möglich reduziert. Falls die Indikation zur antimykotischen Therapie gestellt wird, kommt nur die Kombination aus Amphotericin B und 5-Flucytosin in Frage.

Bei bestehender Schocklunge ist die Behandlung der Grundkrankheit nach wie vor das wesentlichste therapeutische Prinzip [37]. Die Bedeutung anderer symptomatischer therapeutischer Verfahren wie die maschinelle Beatmung mit positiv-endexspiratorischem Druck (PEEP) [26] und eine Kortikosteroidtherapie [22, 58] wird an anderer Stelle abgehandelt. Für die Behandlung einer Infektion als Komplikation gelten die schon zuvor aufgestellten Richtlinien. Besonders wichtig ist hier die Chemotherapie der nosokomialen Pneumonie, die, wenn möglich nach Erregerdiagnose und Antibiogramm, gezielt erfolgen sollte. Häufig ist natürlich der Erreger, zumindest anfangs, nicht bekannt, die Chemotherapie wird dann kalkuliert, d. h. nach wahrscheinlicher Ätiologie und Resistenzverhalten durchgeführt. Tabelle 8 gibt dafür relevante Behandlungsschemata, die abgestuft eingesetzt werden. Wie schon bei der besprochenen Sepsistherapie gilt auch hier der Grundsatz, daß die klinische Effektivität über die Fortführung und eventuell notwendige Modifizierung der gewählten Therapie entscheidet.

Die Letalitätsrate in der Frühphase der Schocklunge hat durch adäquate Behandlung, vor allem moderne Beatmungstechniken, abgenommen, in der Spätphase bleibt sie jedoch gerade wegen der septischen Komplikationen noch sehr hoch [2]. Dies zeigt die bisherigen Grenzen der antiinfektiösen Therapie. Bei den überlebenden Patienten kehren die Lungenfunktionswerte in ca. 85% der Fälle innerhalb von 6 bis 12 Monaten in den Normbereich zurück [13, 30].

Literatur

[1] Ashbaugh, D. G., D. B. Bigelow, T. L. Petty et al.: Acute respiratory distress syndrome in adults. Lancet *2* (1967) 319–323.

[2] Ashbaugh, D. G., T. L. Petty: Sepsis complicating the acute respiratory distress syndrome, Surg Gynecol Obstet *135* (1972) 865–869.

[3] Bell, R. C., J. J. Coalson, J. D. Smith et al.: Multiple organ system failure and infection in adult respiratory distress syndrome. Ann Intern Med *99* (1983) 293–298.

[4] Boucher, M., M. L. Yonekura, R. J. Wallace et al.: Adult respiratory distress syndrome: a rare manifestation of Listeria monocytogenes infection in pregnancy. Am J Obstet Gynecol *15* (1984) 686–688.

[5] Chee, H. D., G. J. Ossenkoppele, W. Bronsveld et al.: Adult respiratory distress syndrome in Leptospira icterohaemorrhagiae infection. Intensive Care Medicine *11* (1985) 254–256.

[6] Daschner, F., K. Reuschenbach, J. Pfisterer et al.: Der Einfluß von Streßulcusprophylaxe auf die Häufigkeit einer Beatmungspneumonie (im Druck).

[7] Demling, R. H.: Respiratory failure after trauma and sepsis, Surg Clin North Am *60* (1980) 1373–1390.

[8] Dixon, C.: Mycoplasmal pneumonia and adult respiratory distress syndrome: a complication to be recognized. J Nat Med Assoc *73* (1981) 549–552.

[9] Donowitz, G. R., G. L. Mandell: Acute pneumonia. In: G. L. Mandell, R. G. Douglas jr. et al.: Principles and practice of infectious diseases. John Wiley & Sons, New York 1985.
[10] Du Moulin, G. C., D. G. Paterson: Aspiration of gastric bacteria in antacid-treated patients: a frequent cause of postoperative colonisation of the airway. Lancet *30* (1982) 242–245.
[11] Dyer, R. A., W. A. Chappell, P. D. Potgieter: Adult respiratory distress syndrome associated with miliary tuberculosis. Crit Care Med *13* (1985) 12–15.
[12] Dyer, R. A., P. D. Potgieter: The adult respiratory distress syndrome and bronchogenic pulmonary tuberculosis. Thorax *39* (1984) 383–387.
[13] Elliott, C. G., A. H. Morris, M. Cengiz: Pulmonary function and exercise gas exchange in survivors of adult respiratory distress syndrome. Am Rev Respir Dis *123* (1981) 492–495.
[14] Fein, A. M., M. Lippmann, H. Holtzmann, et al.: The risk factors, incidence, and prognosis of ARDS following septicemia. Chest *83* (1983) 40–42.
[15] Ferraris, V. A.: Exploratory laparotomy for potential abdominal sepsis in patients with multiple-organ failure. Arch Surg *118* (1983) 1130–1133.
[16] Fruchtmann, S. M., M. E. Gombert, H. A. Lyons: Adult respiratory distress syndrome as a cause of death in pneumococcal pneumonia. Chest *83* (1983) 598–601.
[17] Fulco, O. J., R. J. Leggiadro: Listeria monocytogenes sepsis complicated by the adult respiratory distress syndrome. New York State Journal of Medicine *82* (1982) 1857–1858.
[18] Fulton, R. L., C. E. Jones: The cause of post-traumatic pulmonary insufficiency in man. Surg Gynecol Obstet *140* (1975) 179–186.
[19] Graninger, W., W. Mauritz, R. Kurz et al.: Infektionen und Streßulcusprophylaxe. Wien Klin Wochenschr *7* (1987) 15–17.
[20] Greene, R., C. R. M. Boggis, H. S. Jantsch et al.: Radiography and angiography of the pulmonary circulation in ARDS. In: W. M. Zapol, K. J. Falke (eds.): Acute respiratory failure. Marcel Dekker, New York – Basel 1985.
[21] Hagel, H. J., R. L. Mueller, U. Schoenherr et al.: Keimbesiedlung des Magens durch Säureneutralisation und Hemmung der Magenentleerung. Z Gastroenterol *23* (1985) 169–174.
[22] Hammerschmidt, D. E., J. G. White, P. R. Craddock et al.: Corticossteroids inhibit complement induced granulocyte aggregation. J Clin Invest *63* (1979) 798–803.
[23] Heideman, M.: A shared effect of abscesses and nonviable tissue influencing the development of sepsis and acute respiratory distress syndrome. Acta Chir Scand *Suppl. 508* (1982) 295–302.
[24] Hillman, K. M., T. Riordan, S. M. O'Farrell et al.: Colonization of the gastric contents in critically ill patients. Crit Care Med *10* (1982) 444–447.
[25] Homan, W., E. Harman, N. M. T. Braun et al.: Miliary tuberculosis presenting as acute respiratory failure: treatment by membrane oxygenator and ventricle pump. Chest *67* (1975) 366–369.
[26] Hopewell, P. C., J. F. Murray: The adult respiratory distress syndrome. Annu Rev Med *181* (1976) 343–355.
[27] Hurwitz, S. S., G. Marinopoulos, A. A. Conlan et al.: Adult respiratory distress syndrome associated with miliary tuberculosis. South African Medical Journal *65* (1984) 27–28.
[28] Huseby, J. S., L. D. Hudson: Miliary tuberculosis and the adult respiratory distress syndrome. Ann Intern Med *85* (1976) 609–611.
[29] Hyers, T. M., A. A. Fowler: Adult respiratory distress syndrome: Causes, morbidity, and mortality. Fed Proc *45* (1986) 25–29.
[30] Johanson, W. G.: Acute infection and adult respiratory distress syndrome. In: W. M. Zapol, K. J. Falke (eds.): Acute respiratory failure. Marcel Dekker, New York – Basel 1985.
[31] Johanson, W. G., J. H. Higuchi, T. R. Chaudhuri et al.: Bacterial adherence to epithelial cells in bacillary colonization of the respiratory tract. Am Rev Respir Dis *121* (1980) 55–63.

[32] Johanson, W. G., A. K. Pierce, J. P. Sanford et al.: Nosocomial respiratory infections with gram-negative bacilli: the significance of colonization of the respiratory tract. Ann Intern Med *77* (1972) 701–706.

[33] Kaplan, R. L., S. A. Sahn, T. L. Petty: Incidence and outcome of the respiratory distress syndrome in gram-negative sepsis. Arch Intern Med *139* (1979) 867–869.

[34] Kataria, Y. P., P. B. Campbell, B. T. Burlingham: Acute pulmonary histoplasmosis presenting as adult respiratory distress syndrome: effect of therapy on clinical and laboratory features. South Med J *74* (1981) 534–537.

[35] Koh, D. R., W. C. Tan, H. L. Chan: A case of pneumonia presenting with the acute respiratory distress syndrome. Ann Acad Med Singapore *14* (1985) 518–522.

[36] La Force, F. M.: Hospital-acquired gram-negative rod pneumonias: an overview. Am J Med *70* (1981) 664–669.

[37] Lanser, K., F. V. Kohl, P. V. Wichert: Ist eine medikamentöse Prophylaxe möglich und gibt es eine medikamentöse Therapie der Schocklunge? Intensivmedizin *23* (1986) 64–66.

[38] Lheureux, P., A. Verhest, J. L. Vincent et al.: Herpes virus infection, an unusual source of adult respiratory distress syndrome. Eur J Respir Dis *66* (1985) 72–77.

[39] Lockridge, R. S., F. L. Glauser: Adult respiratory distress syndrome secondary to diffuse pulmonary blastomycosis. South Med J *72* (1979) 235–236.

[40] Mauritz, W., W. Graninger, I. Schindler et al.: Keimflora in Magensaft und Bronchialsekret bei langzeitbeatmeten Intensivpatienten. Anaesthesist *34* (1985) 203–207.

[41] Mikulla, A.: Nosokomiale Pneumonien auf der Intensivstation. Fortschritte der antimikrobiellen und antineoplastischen Chemotherapy *5–6* (1986) 1045–1053.

[42] Modig, J., T. Borg, G. Wegenius et al.: The value of variables of disseminated intravascular coagulation in the diagnosis of adult respiratory distress syndrome. Acta Anaesthesiol Scand *27* (1983) 369–375.

[43] Modig, J., R. Hällgren: Lethal adult respiratory distress syndrome after meningococcal septicemia. Biochemical markers in bronchoalveolar lavage. Resuscitation *13* (1986) 159–163.

[44] Montgomery, A. G., M. A. Stager, C. J. Carrico et al.: Causes of mortality in patients with the adult respiratory distress syndrome. Am Rev Respir Dis *132* (1985) 485–489.

[45] Murray, H. W., C. U. Tuazon, N. Kirmani et al.: The adult respiratory distress syndrome associated with miliary tuberculosis. Chest *73* (1978) 37–43.

[46] O'Donohue, W. J., S. M. Polly, V. A. Angelillo: Diffuse pneumonia and acute respiratory failure due to Infectious Mononucleosis. Nebr Med J *66* (1981) 245–247.

[47] Pensler, M. I., J. R. Radke: ARDS and cerebral infarction complicating Mycoplasma pneumonia in sickle cell trait. Henry Ford Hosp Med J *28* (1980) 60–62.

[48] Perla, E. N., S. Maayan, S. N. Miller et al.: Disseminated cryptococcosis presenting as the adult respiratory distress syndrome. New York State Journal of Medicine *85* (1985) 704–706.

[49] Peters, G.: Grundprinzipien der antibakteriellen Chemotherapie. In: F. Krück, W. Kaufmann, H. Bünte et al. (eds.): Therapie-Handbuch, 2. Auflage, Urban & Schwarzenberg, München 1987.

[50] Peters, G.: Diagnostik der Infektion. In: F. W. Ahnefeld, J. Kilian, E. Vanek: Antibakterielle Therapie, klinische Anästhesiologie und Intensivmedizin. Springer-Verlag, Berlin–Heidelberg 1988 (im Druck).

[51] Petty, T. L., A. A. Fowler: Another look at ARDS. Chest *82* (1982) 98–104.

[52] Pingleton, S.: Complications of acute respiratory failure. Med Clin North Am *67* (1983) 725–746.

[53] Rawson, J. E., C. A. Friedman, B. I. Blumenthal: Seminar in perinatology: respiratory distress due to listeriosis. J Miss State Med Assoc *23* (1982) 3–4.

[54] Rowland, V. S., R. E. Westfall, W. A. Hinchcliffe et al.: Acute respiratory failure in miliary coccidioidomycosis. In: L. Ajello (ed.): Coccidioidomycosis: current clinical and diagnostic status. Symposia Specialists, Miami – Florida 1977.

[55] Sacks, H., R. W. Lyons, B. Lahiri: Adult respiratory distress syndrome in Rocky Mountain Spotted Fever. Am Rev Respir Dis *123* (1981) 547 – 549.

[56] Schwartz, S. N., J. N. Dowling, C. Benkovic et al.: Sources of gram-negative bacilli colonizing the trachea of intubated patients. J Infec Dis *138* (1978) 227 – 231.

[57] Seidenfeld, J. J., D. F. Pohl, R. C. Bell et al.: Incidence, site, and outcome of infections in patients with the adult respiratory distress syndrome. Am Rev Respir Dis *134* (1986) 12 – 16.

[58] Sheagren, J. N.: Septic shock and corticosteroids. New England Journal of Medicine *305* (1981) 465 – 467.

[59] So, S. Y., D. Yu: The adult respiratory distress syndrome associated with miliary tuberculosis. Tubercle *62* (1981) 49 – 53.

[60] Spray, S. B., G. D. Zuidema, J. L. Cameron: Aspiration pneumonia: Incidence of aspiration with endotracheal tubes. Am J Surg *131* (1976) 701 – 703.

[61] Stevens, J. H., T. A. Raffin: Adult respiratory distress syndrome – I. Aetiology and mechanisms. Postgrad Med J *60* (1984) 505 – 513.

[62] Stoutenbeek, C. P., H. K. F. Saene, D. R. Miranda et al.: The effect of selective decontamination of the digestive tract on colonisation and infection rate in multiple trauma patients. Intensive Care Medicine *10* (1984) 185 – 192.

[63] Sunderrajan, E. V., J. Hutton, R. D. Marienfeld: Adult respiratory distress syndrome secondary to tularemia pneumonia. Arch Intern Med *145* (1985) 1435 – 1437.

[64] Tawadros, H. H., D. Thiagarajan, B. B. Mukherji: Legionnaire's disease presenting as fulminating respiratory failure. J Kans Med Soc *83* (1982) 11 – 14.

[65] Torres, A., A. Agusti, R. Rodriguez-Roisin et al.: ARDS and pneumococcal pneumonia. Chest *85* (1984) 584.

[66] Tuxen, C. V., M. I. McDonald, M. R. C. Buchanan et al.: Herpes simplex virus from the lower respiratory tract in adult respiratory distress syndrome. Am Rev Respir Dis *126* (1982) 416 – 419.

[67] Uffelen, R. V., J. H. Rommes, H. K. F. v. Saene: Preventing lower airway colonization and infection in mechanically ventilated patients. Crit Care Med *15* (1987) 99 – 102.

[68] Unertl, K., G. Ruckdeschel, H. K. Selbmann et al.: Prevention of colonization and respiratory infections in long-term ventilated patients by local antimicrobial prophylaxis. Intensive Care Medicine *13* (1987) 106 – 113.

[69] Vogel, F., M. Exner, H. Werner: Im Krankenhaus erworbene Infektionen. Die medizinische Welt *38* (1987) 91 – 99.

[70] Vogel, F., H. Werner, M. Exner et al.: Prophylaxe und Therapie von Atemwegsinfektionen bei beatmeten Patienten durch intratracheale Aminoglykosidgabe. Deutsche Medizinische Wochenschrift *106* (1981) 898 – 903.

[71] Wewalka, G., W. Koller, M. Rotter et al.: Der Patient als Keimquelle in der Intensivpflegestation. Infection *4* (1976) 204 – 210.

[72] Zaltzman, M., J. M. Kallenbach, G. D. Goss et al.: Adult respiratory distress syndrome in Leptospira canicola infection. Br Med J *283* (1981) 519 – 520.

[73] Zimmerman, H. M., D. E. Wertheimer, F. Rosner: Miliary tuberculosis and adult respiratory distress syndrome. New York State Journal of Medicine *81* (1981) 787 – 789.

Das klinische Bild des ARDS

K. Rommelsheim

Einleitung

Das Atemnotsyndrom des Erwachsenen (Adult Respiratory Distress Syndrome, ARDS) ist auch 18 Jahre nach der ersten systematischen Beschreibung durch Moore et al. 1969 [23] noch ein rätselvolles Krankheitsbild. Es orientiert sich an Symptomen, die einzeln nur eine unspezifische Interpretation zulassen, in der Synopse aber, besonders unter Einbeziehung des Verlaufs, Einheitlichkeit aufweist, die es als eine eigengesetzliche Erkrankung erscheinen läßt.

Das anhaltende Ringen um eine Klärung von Ursache und Wesen des ARDS, das für Schwerstkranke, z. B. polytraumatisierte und septische Patienten zu einer entscheidenden Größe im Krankheitsverlauf werden kann, weil es sich im Vollbild der Entwicklung therapeutischen Maßnahmen weitgehend widersetzt, wird in der ungewöhnlichen Vielzahl von 142 Synonyma deutlich [36].

Die klinische Entwicklung des ARDS

Der klinische Verlauf des ARDS läßt vier phasenhafte Abschnitte unterteilen [18, 23], wenn man das auslösende Ereignis zusammen mit der nachfolgenden Akutbehandlung als Phase I bezeichnet. Sie wird durch eine anfänglich gemischt metabolisch-respiratorische Azidose geprägt [23].

Darauf folgt Phase II. Sie ist ein klinisches Latenzstadium, ein sogenanntes freies Intervall, gekennzeichnet durch die Rückkehr hämodynamischer Werte in den Normbereich und durch das scheinbare unauffällige Verhalten klinisch-respiratorischer Parameter. Bei aufmerksamer Beobachtung der Patienten zeigt sich bereits der Beginn der Ateminsuffizienz durch eine subjektiv zunächst unbemerkte, zunehmende Tachypnoe mit einer Hypokapnie und einer respiratorischen Alkalose. Aktivierte „J"-Rezeptoren sind für diese Atemfrequenzsteigerung verantwortlich; die Atemarbeit wächst infolge einer sinkenden Compliance und einer Zunahme der Atemwiderstände; die funktionelle Residualkapazität nimmt ab und der pulmonale Gefäßwiderstand wird größer [17].

Praktische Notfallmedizin 3

Histomorphologische Veränderungen gehen der klinisch im allgemeinen erst nach einigen Tagen manifest werdenden und zur Beatmung führenden respiratorischen Insuffizienz voraus [10], z. T. treten sie schon nach 24 – 72 Stunden auf [38].

In der Phase III wird die respiratorische Insuffizienz offenbar. Die Atmung wird auch subjektiv als zunehmend schwerer empfunden (Atemnotsyndrom). Die Sauerstoffzufuhr muß nun konsekutiv erhöht werden, gelegentliche Bewußtseinsstörungen treten auf; die mangelhafte Oxygenierung und die Einschränkung der Atemmechanik erfüllen schließlich die Kriterien zum Beginn maschineller Beatmung, wenn sie nicht bereits im Sinne einer Präventivbeatmung eingesetzt wurde. Der arterielle Kohlensäuredruck steigt und erscheint deshalb wieder im Normbereich.

Die Phase IV wird von einer zunehmenden objektiven Hypoxie und subjektiven Atemnot bestimmt; die Ateminsuffizienz wird gegenüber konservativen Maßnahmen therapieresistent und gibt zum Einsatz extremer Therapieverfahren Anlaß (z. B. dem Einsatz einer ECMO (extrakorporalen Membranoxygenierung) oder $ECCO_2$-R (extrakorporalen Kohlensäure-Elimination) [12, 34]).

Terminal stellt sich infolge der Hypoxie ein multiples Organversagen ein. Auch der arterielle Kohlensäuredruck steigt nun über den Normbereich hinaus weiter an; der Tod erfolgt schließlich im Rahmen eines hypoxischen Herzstillstandes.

Der zeitliche Ablauf des ARDS

Die Dauer der Latenzphase wird – unter Einschluß des klinisch erkennbaren ARDS-Beginns (Stadium der subklinischen Ateminsuffizienz) – mit wenigen (1 – 48) Stunden oder höchstens mit 3 oder 5 Tagen (in Extremfällen mit Tagen bis Wochen [29]) angegeben [3, 21, 23, 38]; andererseits glauben einige Autoren, daß das „freie Intervall“ mit zunehmender Zuverlässigkeit der Beobachtung und der Erfassung von Frühsymptomen immer seltener wird [49] (Abb. 1).

Die Entscheidung zur Intubation und Beatmung fällt unter anderem nach den genannten Kriterien zwischen dem 2. und 7. Tag nach dem auslösenden Ereignis, d. h. für die Mehrzahl der Patienten am 3. bis 4. Tag, in Einzelfällen aber auch jenseits des 7. Tages [21, 39]. Spätestens am Ende der klinischen Phase III erscheint bei progressivem Verlauf die Respiratortherapie unumgänglich, vermag aber trotz Verwendung differenzierter Beatmungstechniken ein voll ausgebildetes ARDS nicht mehr entscheidend zu beeinflussen. Deshalb

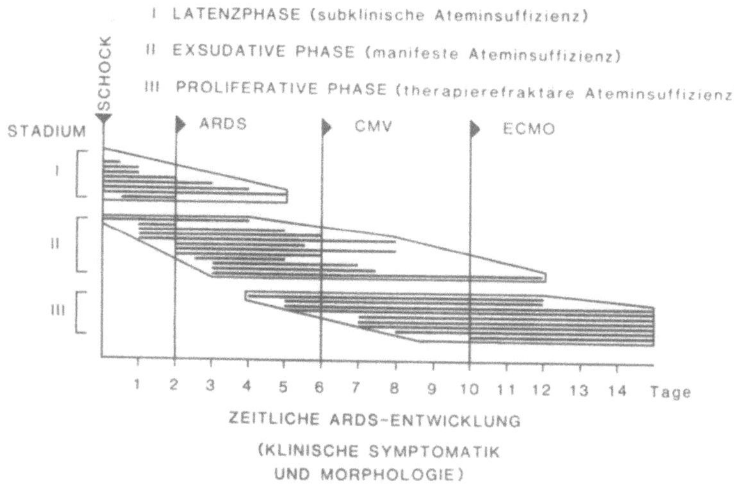

Abb. 1 Zeitliche Entwicklung des ARDS anhand klinischer Symptomatik und Morphologie nach Literaturzitaten [3, 21, 23, 38, 39, 44, 49, 59]

messen viele Autoren der frühzeitigen Atemhilfe einen Präventivwert zu und bezeichnen die Beatmung von dem auslösenden Ereignis an als einen Schwerpunkt prophylaktischer Maßnahmen. Sie berichten von einer signifikant geringeren ARDS-bedingten Mortalität bei primär beatmeten Mehrfachverletzten, vor allem von einem selteneren Auftreten dieses Krankheitsbildes unter einer frühzeitigen Behandlung [48, 49]. Durchschnittlich am 10. Tag sind die Kriterien für den Beginn eines extrakorporalen Gasaustausches erreicht, wie sie der Indikation für eine extrakorporale Membranoxygenierung (ECMO) oder auch eine extrakorporale Kohlensäure-Elimination ($ECCO_2R$) zugrundegelegt werden [13].

Die Anwendung dieses Verfahrens erfolgte im Mittel nach 9,6 Tagen vorausgehender konservativer Therapie bei den Patienten der nordamerikanischen ECMO-Studie der Jahre 1974–1977 und nach 11,9 Tagen in Berichten über Anwendungen einer $ECCO_2R$ der Jahre 1979–1982. Bei beiden Behandlungsformen wiesen aber die überlebenden Patienten wesentlich kürzere Erkrankungszeiten als der Durchschnitt auf, so daß die Frage nach dem geeigneten Indikationszeitpunkt als ungelöst betrachtet werden muß [44, 50].

Häufigkeit und Mortalität des ARDS

Frequenz und Letalität des ARDS schwanken in den verschiedenen publizierten Kollektiven, vor allem mit der Art des auslösenden Ereignisses. Dabei gelten im Krankengut chirurgischer Intensivstationen Trauma und Sepsis als die häufigsten Ursachen [6] (Tab. 1).

Tabelle 1 Morbiditäts-, Mortalitäts- und Letalitätsinzidenz des ARDS in verschiedenen Studien (zitiert nach [36])

Patientenkollektiv bzw. Erkrankung	Häufigkeit des ARDS (%)	Mortalität (%)	Letalität (%)
Krankenhauspatienten (insges.)	1		25–70
Schwerverwundete (Vietnam)	1		
Polytraumatisierte	3–15	6–14	43
Polytraumatisierte mit Beatmung		62,5	
Polytraumatisierte und Sepsispatienten			30–70
Operation mit extrakorp. Zirkulat.	3,3–15		
Medikamenten-Intoxikation	5		
Obduktionsfälle (insgesamt)	5		
Intensivpatienten (beatmet)	5–30	23,9	25–90
Patienten auf septischen Stationen	10–20		
Schädel-Hirn-Trauma	11–28		
Obduzierte Schockfälle (Vietnam)	14		
Chir. Intensivpat. (Frühzeit. PEEP)	20	6	66
Chir. Intensivpat. (undifferenziert)	30		60–90
Akutes Abdomen	31		64
Langzeitbeatmung n. Abdominal-Operation		24,1	
Sepsis	50		
Chir. Intensivpat. (Spät-PEEP)	53	12	66
Klin. Schockfälle verschied. Genese	62–63		44
Tod nach Schock sept. o. hypovol.		70	
Tod n. Reanimation		95	

Ohne adäquate Behandlung führt das rasch fortschreitende ARDS innerhalb von 48 Stunden (nach Reanimation auch schon nach 24 Stunden) zum Tode.

Unter intensivtherapeutischen Maßnahmen dauerte Mitte der siebziger Jahre der Krankheitsverlauf bei verstorbenen ARDS-Patienten nach Trauma und Sepsis im Durchschnitt nur wenig mehr als 10 Tage (in Einzelfällen wenige Wochen) [16].

Nachdem Fortschritte der Intensivtherapie, allen voran eine weiterentwickelte Beatmungstechnik, die sekundären pulmonalen Veränderungen (z. B. akute Ödeme oder superponierte Bronchopneumonien) verhindern oder reduzieren helfen [32, 49], erstrecken sich heute ARDS-Verläufe bisweilen über mehrere Wochen und haben dennoch letzlich einen tödlichen Ausgang. Wenn in der Literatur in den letzten Jahren rückläufige ARDS-Letalitäten referiert werden, muß das eher auf eine frühzeitige und deshalb erfolgreiche Unterdrückung der Krankheitsentwicklungen in den ersten Stadien zurückgeführt werden (Tab. 2).

Tabelle 2 ARDS-Letalitätsraten zwischen 1968 und 1986. Die Überlebenschance eines voll entwickelten ARDS erscheint im Laufe von 17 Jahren kaum verbessert (zitiert nach [36])

Publikationsjahr	ARDS-Letalität
1968	70%
1969	94%
1971	70%
1972	71%
1972	60%
1973	65%
1974	80%
1974	76%
1875	60–86%
1976	78%
1976	64%
1976	61%
1976	55%
1976	50%
1976	30–70%
1977	76%
1977	37%
1978	60–90%
1979	80%
1979	71%
1979	66%
1980	60–80%
1980	67–80%
1980	50–76%
1980	25%
1982	20–83%
1984	50–65%
1986	50%
1986	40–90%

Heilerfolge in fortgeschrittenen ARDS-Stadien sind nach wie vor rar [45]. Wesentliche Ursachen dafür sind progressive interstitielle Fibrosen, das morphologische Endstadium des ARDS [29]. Schon 1976 konnte mit Hilfe offener Lungenbiopsien als Ursache einer höheren Letalität eine früh auftretende Fibrose beobachtet und der prognostische Wert dieses Befundes dargestellt werden [16]. Diese Fibrose tritt meist nach 10 Tagen bis zu 2 Wochen innerhalb des Krankheitsverlaufes in Erscheinung [26, 29]. Vorläufer bilden mesenchymale Proliferationen, die zusammen mit einer „Migration der Granulozyten in das Interstitium" [38], die im Röntgenbild als Pneumonie oder Infiltrate interpretiert werden. Auch durch eine Proliferation der Pneumozyten Typ II kommt es zu einem Kernreichtum der Alveolärräume und vor allem der interlobulären Septen, die meist am Ende des Stadiums II in Form azinärer und retikulärer Zeichnungen im Röntgenbild sichtbar werden [3].

Gasaustauschstörungen im ARDS

Schocksituationen führen in der Lunge von Beginn an zu Änderungen der V/Q-Verteilung. Auf der ventilatorischen Seite wird während des Schocks eine Abnahme der Compliance beobachtet, offenbar ausgelöst durch eine vermehrte Bronchomotorenaktivität unter dem Einfluß von Hypoxie und der Einwirkung von Mediatoren wie ADP, Histamin, Serotonin, Prostaglandinen und Leukotrienen [19, 30]. Das Entstehen von Mikroatelektasen wird dadurch schon frühzeitig begünstigt.

Andere Autoren haben Atemwegswiderstandserhöhungen erst in der Schockfolgephase gefunden und eine Vermehrung der Atemarbeit als Ausdruck manifester Lungenschädigung gewertet. Die Einschränkung der Compliance basiert hierbei auf gefäßseitigen Ursachen in Form von Kongestionen und interstitiellen Ödemen, die die Entfaltbarkeit der Alveolen ebenso erschweren wie später die proliferierten Alveocyten (Typ II) und eine mangelhafte oder fehlerhafte Synthese des Surfactant (Antiatelektase-) Faktors [28]. Zusätzlich bewirkt ein volumenmangel-bedingter Blutdruckabfall eine Erhöhung des pulmonalen Perfusionswiderstandes mehr noch als im großen Kreislauf und eine Durchblutungsumverteilung in der Lunge [39]. Gebiete mit der größeren Gefäßcompliance (anatomisch kaudal, d. h. in Zwerchfellnähe gelegene mit der kleinsten V/Q-Relation bei aufrechter Körperhaltung) werden zunächst stärker perfundiert. Später erfolgt eine Bevorzugung kranialer Abschnitte (Kranialisierung der Perfusion). In Hilusnähe bleibt dabei stets eine hohe Perfusionsrate erhalten [40].

Als Antwort auf Änderungen des pulmonalarteriellen Blutdrucks, des pH-Wertes, des Kohlensäure- und Sauerstoffdrucks und des Durchflußvolumens, auf alveoläre Hypoxien sowie auf vasoaktive Stoffwechselmetabolite und hormonelle Einflüsse folgen präkapilläre Arteriolenspasmen in der Lunge; sie sind vermutlich im Abschnitt zwischen Kapillare und präkapillärer Gefäßaufzweigung gelegen [8, 39]. Neurale Impulse wirken dabei unterstützend oder auch monokausal, denn derartige Reaktionen scheinen durch Querschnittsläsionen im Halsmark und experimentelle cervico-dorsale Sympathektomien, aber auch durch eine Isolation und Reimplantation der Lunge unterdrückt zu werden. Andere Autoren sehen die primäre Manifestation des ARDS im Kapillarbett („Schock als Versagen der Endstrombahn“ [47]). Als lichtmikroskopische Korrelate werden Mikrothromben bzw. Embolisierungen aus Fibrin, aggregierten Thrombozyten, Leukozyten, Erythrozyten, hyalinem Material und Fett gefunden [22, 39]. Die mechanische Bedeutung von Mikroembolien ist aber umstritten. Kapillarokklusionen entstehen auch durch rheologische Imbalanzen, durch ein Mißverhältnis zwischen Schubkraft und Blutviskosität [47]. Manche Autoren deuten den Strömungsstillstand als das Ergebnis von Venolenspasmen oder Konstriktionen postkapillärer venöser

Sphinkteren (in der Form glattmuskulärer Faserzüge), denen zum Teil auch direkt das Auftreten von Kongestionen, Hämorrhagien, Ödemen und Atelektasen angelastet wird [47]. Hierbei gelten gegenüber den vorwiegend neurogenen Spasmen der arteriellen Seite besonders die humoralen Mediatoren als konstriktives Agens.

Gasaustauschstörungen folgen dadurch erzwungenen Perfusionsumverteilungen und kompensatorischen Kruzschlußdurchblutungen. Intrapulmonale Shunts über sogenannte Sperrarterien und arteriovenöse Anastomosen oder andere präkapillare Rechts-Links-Verbindungen werden in der Literatur beim ARDS vermutet oder nur der Vollständigkeit halber und ohne Angabe über ihre Relevanz mit anderen Shuntkomponenten zusammen genannt. Andererseits wird die Existenz präkapillärer Anastomosen ausdrücklich bestritten und das Shuntgeschehen als ein funktionelles Prinzip der Endstrombahn hervorgehoben. Das besteht im Schock in einer bevorzugten Durchblutung sogenannter Stromkapillaren (Synonyma: through far channels, preferention channels, high flow Kapillaren) unter Umgehung sogenannter Netzkapillaren (nutritive Kapillaren) [47].

Szintigraphische Untersuchungen mit 99m Tc-Mikrospheren (20 – 40 µm Durchmesser) ergaben nach eigenen Ergebnissen bei ARDS-Patienten in verschiedenen Stadien keine Aktivitätszunahme über extrapulmonalen Referenzorganen, die auf eine gesteigerte Passage präkapillärer Rechts-Links-Shunts hatte hinweisen können [7]. Auch wenn bis zu 500 µm weite Verbindungen zwischen Pulmonalarterien und -venen oder die Lungenpassage von 10 – 440 µm starken Glaskügelchen, Stärkekörnern oder auch 99m Tc-Albumin-Mikrospheren unter experimentellen Bedingungen gefunden und als Beweis für die Existenz präkapillärer Shuntwege gewertet wurden, haben sie an der Entstehung der Hypoxie im ARDS offenbar keinen nennenswerten Anteil.

Gasaustauschbehinderungen im ARDS sind im wesentlichen auf die Durchblutung von Atelektasen und auf V/Q-Verteilungsstörungen zurückzuführen. Hypoxische Vasokonstriktionen und schwerkraftabhängige Hyperperfusionen kennzeichnen die Dynamik der Durchblutungsverteilung auch in dieser Situation.

Ein vermehrter Shuntanteil findet sich schon bei immobilisierenden Lagerungen und bei langandauernder Exposition gegenüber hohen Sauerstoffkonzentrationen [31]. Eine Erhöhung des inspiratorischen Sauerstoffangebotes ergibt deshalb keine klinisch relevante Verringerung der A-aDO2, wie es bei einer überwiegenden Diffusionsstörung (alveolo-kapillärer Block) zu erwarten wäre. Absolut kann aber die Diffusionskapazität beim schweren ARDS auf ein Drittel ihres Normalwertes abfallen und damit eine zusätzliche Komponente mangelhafter Lungenfunktion darstellen [3, 48, 49].

Röntgenbildbefunde des ARDS

(Stadien-Einteilung nach dem Gesamteindruck)

Argumente, die dafür sprechen, aus seriellen Röntgenbildern der Lunge einen typischen ARDS-Verlauf zu erkennen und darüber hinaus Röntgenbefunde bestimmten zeitlichen oder schweregradmäßigen Positionen zuzuordnen, gründen auf:

1. dem Auftreten regelmäßiger, definierbarer Befundmuster,
2. der Vergleichbarkeit mit bekannten röntgenologischen Befundkonstellationen, die mit bestimmten Erkrankungen außerhalb des ARDS verbunden sind und
3. der chronologischen Gleichförmigkeit des Ablaufs charakteristischer Veränderungen der Röntgenbilder im Verlauf.

Dabei kann die Entwicklung sich bisweilen verzögern oder in Rückbildung übergehen oder bei foudroyanten Verläufen einzelne Stufen scheinbar überspringen.

Eine derartige Auswertung erfordert:

1. eine standardisierte Aufnahmetechnik,
2. eine röntgenologische Identifikation des zugrundeliegenden Substrates,
3. eine vergleichende Quantitätsabschätzung und
4. die Möglichkeit von Verlaufsbeobachtungen zur Abgrenzung gegenüber Lungenödemen anderer Genese.

Für die Erkennung von Erkrankungen, die sich überwiegend im Interstitium des Lungenparenchyms manifestieren, sind Röntgenaufnahmen anderen routinemäßigen Untersuchungsverfahren überlegen.

Im Röntgenbild sichtbare interstitielle Ödeme als frühzeitige Folgen des Schocks gehören auch zu den ersten Hinweisen auf die Entwicklung eines ARDS.

Das Feuchtgewicht der normalen Säugetierlunge übertrifft das Trockengewicht um etwa das Vierfache [2]. Ihr Kapillarsystem gleicht einem Schwamm, das große Volumina aufnehmen kann und dessen Überfüllung zum Ödem führt, wenn eine überschießende Transsudation das reichlich ausgebildete Lymphdrainagesystem der Lunge überflutet, d. h., wenn die der STARLING'schen Gleichung entsprechende Nettofiltration die Lymphtransportkapazität übersteigt [5, 41, 42].

Bei ungestörter Lungenfunktion fallen 10 bis 20 ml Flüssigkeit je Stunde an und werden über die Lymphwege abtransportiert [42].

Störungen dieses Gleichgewichtes ergeben sich als die Folge

1. einer Steigerung des intrakapillären hydrostatischen Druckes (durch Hypervolämie und postkapilläre Widerstandzunahme, z. B. bei linksventrikulärer Kontraktionsinsuffizienz oder Mitralstenose),
2. einer Steigerung der Kapillarpermeabilität (durch humorale, toxische oder allergische Einflüsse),
3. einer Verringerung des kolloidosmotischen Druckgradienten (durch Hypoproteinämie, eiweißreiche Exsudation),
4. einer Verringerung der Lymphtransportkapazität (durch entzündliche oder tumoröse Lymphwegsobstruktionen, Reduktion lymphstromfördernder Mechanismen) oder
5. einer Verringerung des interstitiellen Gewebedrucks (diffuser Alveolarkollaps, akute Pleuradruckentlastung) [5, 9, 15, 24, 28, 42].

Im ARDS breitet sich das interstitielle Ödem zuerst im perivaskulären und peribronchialen Gewebe aus und läßt die alveolo-kapilläre Transmitterstrecke zunächst frei; die Ödemflüssigkeit ist anfangs ein (eiweißarmes) Transsudat.

Dilatation des Lymphdrainagesystems und ein Ödem des interstitiellen Bindegewebes bestimmen in der Initialphase auch das histologische Bild.

Bei einer Insuffizienz des Lymphtransportes oder einer Überforderung durch eine ansteigende Lymphproduktion kommt es zur Verdickung der Alveolarwände.

Nach experimentellen Ischämien der Lunge wird bereits nach 20 Minuten ein interstitielles Ödem in der Transmitterstrecke zwischen Kapillare und Alveole gefunden. In der Regel ist das Ödem aber zunächst auf der dem Interstitium zugewandten Seite der Kapillare stärker als über der alveolarseitigen Kapillare-Zirkumferenz [25]. Vermehrte interstitielle Flüssigkeit in der Lunge ist lichtmikroskopisch schon in Mengen nachweisbar, die zu einer Zunahme des Lungengewichtes um nur 4–6% führen, d. h. bevor röntgenologische Veränderungen erkennbar werden.

Bei einem Anstieg des blutfreien Lungengewichtes um 12–16% wird ein (interstitielles) Lungenödem makroskopisch auf dem Sektionstisch sichtbar [42], ebenso auf dem Röntgenbild.

Im frühen, klinisch manifesten (und radiologisch typischen) Lungenödem steigt die Menge des extravasalen Lungenwassers um etwa 20% bei gleichzeitigem Rückgang des intrapulmonalen Blutvolumens; makroskopisch besteht der Eindruck einer feuchten, schlaffen und blassen Lunge [37, 42]. In der Frühphase des ARDS (Ödemphase) verdoppelt sich das Lungengewicht [28] und nimmt im akuten (alveolären) Lungenödem bis zum Dreifachen der Norm zu und kann sogar 2000 g (das Fünffache) überschreiten [37, 42]. Bei der Ausbreitung von Lungenödemen ist unabhängig von der Ätiologie auf konventionellen Röntgenbildern eine Ausbreitung der Veränderungen vom mediastinalen Zentrum zur Peripherie hin zu beobachten. In computertomographischen Darstellungen ergibt sich gleichzeitig eine Verteilung der Parenchymverdichtungen bei dem auf dem Rücken liegenden Patienten aufsteigend von dorsal nach ventral hin [33].

Die Entwicklung des ARDS läßt sich im Röntgenbild in fünf Stadien einteilen:

Röntgenologisches STADIUM I des ARDS

(Das geringgradige (beginnende) interstitielle Lungenödem)

Das interstitielle Ödem begrenzten Ausmaßes imponiert häufig als eine insgesamt vermehrte besonders hilo-radiär angeordnete streifige Lungenzeichnung und eine in die Peripherie hinaus verzögerte Kaliberverjüngung der Gefäße [1]. Eine Verbreiterung der hilusnahen Gefäße und eine unscharfe (plüschartige) Konturierung von Gefäßen und Bronchien sowie eine Betonung der „Lungenwurzel" stellen den Beginn des Flüssigkeitsaustrittes ins Interstitium dar [1].

Dabei erscheinen die Unterfelder häufiger und deutlicher verändert als vor allem die kranialen Regionen.

Röntgenologisches STADIUM II des ARDS

(Das typische interstitielle Lungenödem)

Mit zunehmender Stärke breitet sich das Ödem parahilär (im Lungenkern) nach den „klassischen" Vorstellungen aus. Das Bild wird geprägt von einer zentralen Begrenzung, die Veränderungen erscheinen meist bilateral, zum Teil symmetrisch als zentrale hiläre oder parahiläre halbkreisförmige Verschattungen („hilar haze" bzw. „perihilar haze"), oder als „corona" von unterschiedlicher Ausdehnung um das Mediastinum herum.

Während der Ausbreitung läßt sich häufig eine variable Betonung einzelner Lungenregionen beobachten, die auf hydrostatische Druckdifferenzen und Durchblutungsunterschiede, d. h. auf Lagerung, präexistente pulmonale Erkrankungen oder z. B. neurogene Einflüsse zurückzuführen sind. Dementsprechend werden häufig die Unterfelder oder eine Seite, meist die rechte, bevorzugt befallen oder eilen in ihren Veränderungen dem übrigen Parenchym voraus.

Im Röntgenbild der fortgeschrittenen Form des Stadium II erstrecken sich die Veränderungen auf Zweidrittel der Lungenfläche (den „Lungenkern") und ergeben die Form einer Schmetterlingsfigur (butterfly shaped) [11, 36].

Ein Flügelmuster kann bei liegenden Patienten aber auch durch Veränderungen in den dorsalen Parenchymzonen hervorgerufen werden [33].

Das Ödem ist überwiegend interstitiell und in unterschiedlichem Ausmaß alveolär lokalisiert und vor allem der Auskultationsbefund beweist den Übertritt der Flüssigkeit in den Alveolarraum [25, 43].

Röntgenologisches STADIUM III des ARDS

(Schweres interstitielles Lungenödem)

Im rasch fortschreitenden ARDS entspricht die diffuse milchglasartige Trübung der Lunge einem schweren Ödem, das auf das interstitielle Gewebe begrenzt den Beginn des interstitiellen Ödems der Alveolarwände anzeigt [4, 28].

Dem Rückstau interstitieller Flüssigkeit folgt nach dem Alveolarwandödem ein Flüssigkeitsaustritt in den Alveolarraum [42]. Dieses Ödem entspricht dem pulmonal-kapillaren Ödem z. B. nach einer toxischen Schädigung der Lunge. Neben homogenen Trübungen, innerhalb derer Hilus und Gefäßstrukturen kaum noch abgegrenzt sind, werden Bilder mit diffusen kleinfleckigen Verschattungen oder mit grobfleckigen konfluierenden Komplexen gefunden. Ein Flüssigkeitsaustritt in die Alveole führt zu Störungen ihrer Stabilität und beim Erreichen einer kritischen Konfiguration zum Kollaps. Konsekutiv entwickeln sich Mikroatelektasen, die bald konfluieren.

Charakteristisches Merkmal der Atelektasen in der Ödemphase sind rascher Ortswechsel und rasche Reversibilität, z. B. wenn eine Zunahme der funktionellen Residualkapazität (Wirkung von PEEP) die alveoläre Entfaltung unterstützt. Dies ist ein radiologisches Pendant zu der klinischen Erfahrung, daß eine Reduzierung des Ödems die Entfaltungsstabilität verbessert, da auch eine vermehrte Lungendehnung unter Beatmung mit erhöhten endexspiratorischen Drucken die Ödembildung durch eine Anhebung des transthorakalen venösen Druckgradienten mittelbar verringert.

Röntgenologisches STADIUM IV des ARDS

(Konfluierende Infiltrate („Bronchopneumonie"), azino-retikuläre Strukturen und akute interstitielle Fibrose)

Mit fortschreitendem ARDS zeigt sich histologisch der Übergang in die Proliferationsphase und parallel dazu im Röntgenbild ein qualitativ anderer Befund. Eine Ausbreitung diffuser Infiltrate auf beiden Seiten und azinäre Strukturen als Ausdruck eingewanderter Granulozyten, proliferierender Alveozyten (Typ II) und diffuser Hämorrhagien sowie retikuläre Zeichnungen als Kennzeichen des interstitiellen Zellreichtums und der beginnenden Fibrose [37]. Vorzugsweise sind die Unterfelder betroffen. Die röntgenologischen Befunde entsprechen Bildern, wie sie bei einer bakteriellen Bronchopneumonie und bei interstitieller oder sekundärer Pneumonie gefunden werden. Hinweise auf vorwiegend alveoläre Lokalisation der Veränderungen ergeben im Röntgenbild azinäre Strukturen, die konfluierend oder in diffuser Verteilung auftreten; sie werden aber auch als Ausdruck herdförmiger perivaskulärer oder lobulärer Ödeme bzw. Infiltrate angesehen [27]. Retikuläre Muster markieren besonders das Bindegewebe und treten deutlich unter Beatmung mit hohen Atemhubvolumina hervor; sie gleichen Lungenbefunden, die sich auch bei chronisch Herzinsuffizienten entwickeln.

Röntgenologisches STADIUM V

(Das Finalstadium, die „weiße" Lunge)

Ausnahmslos irreversibel erscheinen Veränderungen, die röntgenologisch die gesamte Lunge in Form großflächiger infiltrativer und ödematöser Verschattungen bedecken. Extremfälle, wie sie unter der Anwendung von ECMO (extracorporeal membrane oxygenation) beobachtet werden konnten, lassen im Röntgenbild weder Organstrukturen noch Organgrenzen erkennen, so daß das Thoraxbild insgesamt homogen weiß erscheint (white lung).

Patientengut und Untersuchungsmaterial

Traumapatienten

Retrospektiv wurden 136 überlebende Trauma-Patienten analysiert, die auf der Intensivstation behandelt worden waren. Es waren 112 Männer und 24 Frauen (82,4% bzw. 17,6%) mit einem medianen Lebensalter von 20 (zwischen 7 und 77) Jahren und einer Gesamtbehandlungsdauer auf der Intensivstation im Median von 15 (zwischen 3 und 82) Tagen. Nicht ausgewertet wurden vor allem Patienten, die nicht beatmet werden mußten, innerhalb von 5 Tagen extubiert und auf eine Allgemeinstation entlassen werden konnten oder wegen einer akuten fachspezifischen, z. B. neurochirurgischen, Intervention in eine andere Klinik verlegt werden mußten. In der Traumabewertung war das untersuchte Kollektiv im Durchschnitt der Schweregradgruppe II zuzuordnen (Injury Severity Score (ISS) nach Baker [4, 14, 20, 35]).

Bei den Verstorbenen entsprach die Beobachtungsdauer überwiegend dem Behandlungszeitraum und endete mit dem Tod des Patienten. Die Untersuchungszeit wurde auch hier auf maximal 20 Tage befristet und betrug im Durchschnitt 10,0 Tage (SD: ± 6,7). Untersucht wurden 107 verstorbene Patienten von insgesamt 126, die in dieser Zeit auf der Intensivstation registriert wurden. Zu den nicht ausgewerteten zählten vor allem schwerstverletzte Patienten, die noch an dem selben Tag verstarben und von denen aus der kurzen Intensivbehandlungsphase keine Thorax-Röntgenbilder existierten. Dem mittleren ISS-Schweregrad entsprechend waren die Patienten dieses Kollektivs im Durchschnitt der Gruppe III zuzurechnen. Die Geschlechtsverteilung betrug 73 Männer zu 34 Frauen (68,2 : 31,8%), das Alter im Median 31 (zwischen 14 und 88) Jahre und die Behandlungsdauer 10 (zwischen 1 und 60) Tage.

Sepsispatienten

Ein Gesamtkollektiv von 162 septischen Patienten wurde analysiert, in dem die Männer mit 67,9% überwogen. 134 Patienten verstarben, 28 (17%) überlebten. Das Alter der Überlebenden betrug im Median 50,5 (zwischen 17 und 81) Jahre, das der Verstorbenen im Median 57,5 (zwischen 13 und 82) Jahre. Die Behandlungsdauer auf der Intensivstation erreichte bei den Überlebenden im Median 20 (zwischen 6 und 108) Tage, bei den Verstorbenen im Median 10 (zwischen 1 und 60) Tage. Die durchschnittliche Beobachtungsdauer innerhalb der auf 20 Tage festgelegten Frist betrug bei den Überlebenden 15,4 (± 5,5) und bei den Verstorbenen 11,2 (± 4,9) Tage.

Als zugrundeliegende Erkrankung wurde bei 63,4% der Verstorbenen und bei 71,4% der Überlebenden eine Peritonitis oder eine Infektion des Retroperitonealraums festgestellt, die am häufigsten als Folge spontaner Magen- oder Darmperforationen, postoperativer Nahtdehiszenzen, hämorrhagisch-nekrotisierenden Pankreatitiden oder Appendizitiden auftraten. Bei den Überlebenden beruhte jede zweite Peritonitis auf einer Perforation des Magens oder einer Nahtdehiszenz nach Magenresektion. Diffuse entzündliche Prozesse des Mediastinums, meist als Operationsfolge, und Abszedierungen in der Pleurahöhle fanden sich bei 24,4% der Verstorbenen und 17,9% der Überlebenden. Gangränöse Infektionen der Weichteile und des Skelettsystems waren in beiden Gruppen mit 7,6 bzw. 7,1% gleich häufig vertreten, ebenso andere Sepsisquellen, z. B. Katheter- oder sonstige Fremdkörperinfektionen, die in den restlichen 3,1 bzw. 3,6% des Kollektivs zusammengefaßt wurden. 34,4% der Verstorbenen und 32,1% der Überlebenden litten an einer Tumorerkrankung und 9,9% der Verstorbenen an einer präexistenten Niereninsuffizienz oder an Diabetes mellitus.

Klinische Daten

Aus den archivierten Krankenakten, dem Patienten-Journal der chirurgischen Intensivstation und den Beatmungsprotokollen wurden Alter und Geschlecht, Art und Umfang der Erkrankung bzw. des Traumas, Sepsis- und ARDS-Symptome, Behandlungsdauer und -ergebnis, Dauer und Modus der Respiratortherapie sowie Art und Zeitpunkt des Auftretens von Besonderheiten entnommen und zusammengestellt.

Eine Auswertung der Blutgasanalysen erfolgte bei den Patienten, deren Krankheitsentwicklung einem charakteristischen ARDS-Verlauf entsprach. Dabei wurden alle arteriellen Sauerstoffdruckwerte, die ab dem Beginn der Intensivbehandlung dokumentiert waren, in Relation zu dem zugehörigen inspiratorischen Sauerstoffgehalt (FiO_2) als P/F-Werte einzeln dem maßgeblichen röntgenologischen ARDS-Stadium des betreffenden Tages gegenübergestellt.

Die Untersuchung stützte sich auf insgesamt 5167 Wertepaare, die etwa 4/5 der Menge an Blutgasdaten darstellten, die bei vollständig durchgeführter bzw. verfügbarer Dokumentation zu erwarten gewesen wäre. Bei den 243 Traumapatienten waren in der untersuchten Zeit insgesamt 7156 Röntgenaufnahmen des Thorax angefertigt worden, zu Beginn der Erkrankung und bei rasch fortschreitenden Verläufen häufig mehrere am gleichen Tag, so daß im Durchschnitt 1,75 Röntgenbilder pro Behandlungstag vorlagen, die beurteilt wurden. Bei den 162 Sepsispatienten betrug die Gesamtzahl der Röntgenthoraxaufnahmen 3642, im Durchschnitt 1,5 Röntgenbilder pro Behandlungstag auf der Intensivstation. In die Verlaufsauswertung pro Tag ging jeweils ein repräsentatives Bild ein, meist vertreten durch die Röntgenaufnahme am Vormittag.

Ergebnisse

Synopse zwischen klinischen Verläufen und Röntgenbildern bei Traumapatienten

Die durchschnittlichen röntgenologischen Veränderungen am Aufnahmetag entsprachen dem Stadium I und nahmen überwiegend in den ersten 24 Stunden weiter zu, so daß nach etwa dreitägiger Behandlungszeit auf der Intensivstation ein Röntgenbefund zwischen den Stadien I und II vorlag, der wenig mehr als ein leichtes interstitielles Ödem (bezogen auf die Gesamtlunge) bedeutete, sich vom Ausgangsbefund dennoch signifikant ($p < 0,05$) unterschied. Danach erfolgte ein kontinuierlicher Rückgang der interstitiellen

Ödeme; die Veränderungen im Röntgenbild erreichten nach dem 10. Tag wieder das Stadium I, das statistisch ($p < 0,05$) allerdings keine Befundbesserung bedeutete und auch bei den Patienten, die über den 20. Tag hinaus beatmet werden mußten, nicht einmal soweit unterschritten wurde, daß sie zum Befund des Aufnahmetages zurückkehrten. Diesen Stand erreichten die Patienten jeweils im Mittel am Tag der Beendigung der Respiratortherapie bzw. der Entlassung aus der Intensivstation.

Wenn auch die Bewegungen zwischen den einzelnen Tagen sich nicht statistisch voneinander unterschieden, erlaubten sie doch die Beschreibung einer für die Mehrzahl der überlebenden Patienten gültigen Tendenz des posttraumatischen Röntgenbildverlaufs: ein als unmittelbare Traumafolge auftretendes, interstitielles Lungenödem mit einem Befundmaximum nach 2 bis 3 Tagen und eine nachfolgende Rückbildung ohne vollständige Normalisierung bis zum Ende der Intensivbehandlung.

Der Verlauf bei den Verstorbenen zeigte im Vergleich zu den Überlebenden nach einer fast identischen Ausgangssituation einen steileren und anhaltenden Anstieg, der am 10. Tag einen ersten Gipfelpunkt erreichte (Stadium II). Dabei war der Befund nach 24 Stunden bereits signifikant ($p < 0,05$) von dem Ausgangswert verschieden und wurde seinerseits durch das Veränderungsausmaß am 10. Tag deutlich ($p < 0,001$) übertroffen. Nach einem vorübergehenden Rückgang zwischen dem 10. und 16. Tag nahmen die durchschnittlichen Veränderungen wieder zu und erreichten am 20. Tag den RS-Wert 2,5. Der beim Tode der Patienten erhobene Befund entsprach der Mitte zwischen Stadium II und III.

Statistisch gesicherte Unterschiede zwischen den röntgenologischen Gesamtverläufen überlebender und verstorbener Patienten ergaben sich überraschenderweise bereits ab dem 4. Tag mit einem Signifikanzniveau von $p < 0,05$. Diese Aussagemöglichkeit über den voraussichtlichen Ausgang einer ARDS-Entwicklung basierte vor allem auf der großen Patientenzahl, denn ähnlich signifikante Unterschiede fanden sich in einzelnen Jahreskollektiven erst nach dem 10. Behandlungstag.

Klinische Unterscheidung nach der Verlaufsdauer

Dem zeitlichen Verlauf nach unterscheidbare individuelle Entwicklungen bei den Überlebenden wie bei den Verstorbenen gaben den Anlaß, beide Kollektive nach der Erkrankungsdauer zu unterteilen. Der 10. Tag wurde als Grenze gewählt, entsprechend der medianen Behandlungsdauer aller verstorbenen Trauma- und Sepsispatienten und in Anlehnung an eine in der Literatur genannte Zeitspanne bis zur Ausbildung des ARDS-Finalstadiums [50]. Bei den Überlebenden bildeten sich in 41,9% die Veränderungen innerhalb von

10 Tagen zurück, bei den anderen 58,1% erst in der zweiten bis dritten Woche. Dabei zeigten die Patienten, die sich rascher erholten, ihr röntgenologisches ARDS-Maximum (Stadium I–II) am 3. Tag (± 1,6 Tage) und signifikant geringere Veränderungen als die Patienten mit längerer Behandlungsdauer, bei denen der Maximalbefund (Stadium II) statistisch unterscheidbar erst am 5. Tag (± 2,7 Tage) auftrat. Die Minimalwerte unterschieden sich nach kürzerem oder nach längerem Verlauf nicht, jedoch differierte der Zeitpunkt, an dem sie erreicht wurden, deutlich um durchschnittlich 7 Tage (6,9. ± 1,8 bzw. 13,9. ± 4,1 Tag).

Bei einem Teil der überlebenden Patienten (31,9%) erfolgte trotz einer Befundrückbildung vor dem 10. Tag eine Fortführung der Respiratortherapie (meist wegen einer extrapulmonal bedingten Ateminsuffizienz) im Median weitere 17,5 (1–62) Tage; das bedeutete in 36% der Fälle eine Langzeitbeatmung über den dargestellten Beobachtungszeitraum von 20 Tagen hinaus. Während dieser Zeit zeigte sich eine pulmonale Stabilität, denn die Röntgenbildveränderungen gingen bis zum Entlassungstag aus der Intensivstation im Mittel auf den Ausgangswert zurück und ermöglichten damit die Feststellung, daß auch langfristige Respiratorbehandlungen an sich keinen ungünstigen Einfluß auf den Ausgang der ARDS-Verläufe ausübten.

Bei der Hälfte (48,6%) der verstorbenen Patienten trat der Tod im Durchschnitt nach 5,1 (± 3,2) Tagen ein, die übrigen verstarben im Durchschnitt am 16 Tag; dabei fand sich aber kein Unterschied in dem mittleren ARDS-Schweregrad (Stadium II–III). Die rasch verstorbenen Patienten wiesen jedoch bei Beobachtungsbeginn die signifikant stärkeren Veränderungen in der Lunge auf (Stadium I gegenüber Stadium 0–I vor einem protrahierten Verlauf). ARDS-Verläufe bei Patienten, die innerhalb von 10 Tagen verstarben, wiesen zum selben Zeitpunkt den Gipfelwert der Veränderungen auf wie die überlebenden Patienten mit längerer Behandlungsdauer.

Über eine Zeitspanne von mehr als einer Woche hinweg erschien dagegen die Entwicklung des ARDS bei den Verstorbenen mit prolongiertem Krankheitsgeschehen indifferent. Die Ausgangsbefunde waren im Vergleich mit beiden Gruppen der Überlebenden identisch, signifikante Unterschiede fehlten auch in der Chronologie des weiteren Verlaufs vor allem an den Zeitpunkten, an denen die Überlebenden die maximalen Veränderungen im Röntgenbild boten. Die am Anfang der dritten Woche jeweils erreichten Endwerte in der Entwicklung machten aber deutlich, daß während der zweiten Behandlungswoche eine entscheidende Weichenstellung eingetreten war, nach der sich die Überlebenden und Verstorbenen durch die Verlaufsrichtung (Progrendienz bzw. Regredienz) unterschieden. Die teilweise bis zur zweiten Woche aufgetretenen Verzögerungen in der ARDS-Entwicklung schienen auf phasenhaften Bewegungen zu beruhen, die eine Vielzahl von individuellen Verläufen im Kollektiv der Traumapatienten charakterisierte und zumindest teilweise den grundsätzlichen Vorstellungen einer eigendynamischen Progredienz oder einer schematischen Regredienz bei dieser Erkrankung widersprach.

Biphasische Entwicklung

Unter dem Anschein einer verzögert fortschreitenden ARDS-Manifestation verbarg sich bei einem Teil der individuellen Verlaufskurven eine alternierende Entwicklung, die darin bestand, daß nach einem ersten Gipfel der Veränderungen und einer darauffolgenden Befundbesserung sich eine erneute pulmonale Verschlechterung einstellte, die sich bei weniger als der Hälfte der Patienten abermals zurückbildete, in der Mehrzahl der Fälle aber in einen tödlichen Ausgang bzw. in ein progredientes Lungenversagen mündete.

Es konnten unter den insgesamt 243 Einzelverläufen 48 mit einer ausgeprägten zweigipfligen Form gefunden werden, die zwischen den jeweiligen maximalen und minimalen RS-Werten eine Differenz von mindestens ½ Veränderungsstufen aufwiesen. Der individuell unterschiedliche Beginn und Dauer dieser Bewegungen erschwerten die Darstellung einer Durchschnittsentwicklung, deshalb wurden jeweils die Ausgangs-, Gipfel- und Talpunkte aller Einzelkurven zu einem mittleren zeitlichen Auftreten und Ausmaß der Veränderungen zusammengefaßt.

Dabei zeigte sich zwischen den Überlebenden und Verstorbenen eine zeitliche Kongruenz, da in beiden Gruppen der erste Gipfelpunkt zwischen dem 3. und 4. Tag und die nachfolgende Minimalveränderung zwischen dem 6. und 7. Tag erreicht wurde.

Die Röntgenbildveränderungen zu Beginn, zum Zeitpunkt des ersten Gipfels und des Tals dieser Bewegung lagen bei den Verstorbenen nur tendenziell höher als bei den Überlebenden; der zweite Gipfel entsprach bei den Überlebenden im Röntgenbild dem des ersten und wurde zwischen dem 10. und 11. Tag erreicht. Zu diesem Zeitpunkt hatte bei den Verstorbenen die erneute Verschlechterung das Niveau des ersten Gipfels bereits überschritten.

Derartige Schwankungen innerhalb von posttraumatischen ARDS-Entwicklungen erschwerten die Differenzierbarkeit der Krankheitsverläufe und beschränkten vor allem die Möglichkeit prognostischer Aussagen. Prognostisch besser einschätzbar erschienen dagegen die gradlinigen und progressiven Entwicklungen derer, die nach kurzer Verlaufsdauer verstarben, zumal sie bereits in der Anfangsphase im Durchschnitt relativ ausgeprägte Veränderungen aufzuweisen hatten.

Frühe bzw. initiale Lungenveränderungen bei Behandlungsbeginn

Obwohl häufig bis zur Entwicklung von röntgenologischen Veränderungen im ARDS 24–72 Stunden verstreichen, bieten viele Patienten bereits bei der Aufnahme auf die Intensivstation z. T. ausgeprägte Befunde, die sich in einem typischen ARDS-Verlauf fortsetzen [6]. Bei den Traumapatienten der vorliegenden Untersuchung wiesen insgesamt 38% in den ersten Röntgenbildern Veränderungen auf, die dem Stadium I zuzuordnen waren. Lungenkontusionen, Aspirationen sowie therapieinduzierte bzw. kardiogen mitbedingte Lungenödeme, die bereits in den ersten Röntgenbildern deutliche Veränderungen hervorriefen, wurden, auch wenn sie unmittelbar in ein ARDS-Geschehen übergehen konnten, in der Ausgangseinstufung nicht mitgewertet, d. h. die betroffenen Regionen wurden nicht berücksichtigt [49].

Anhand des röntgenologischen Anfangsbefundes wurden innerhalb der Kollektive überlebender und verstorbener Patienten jeweils zwei Gruppen unterschieden und Verläufe mit primär nur geringen Ödemzeichen im Röntgenbild von denen getrennt, die bei der Aufnahme auf die Intensivstation bereits deutliche Veränderungen boten.

In der Gruppe der Überlebenden mit stärkeren initialen Veränderungen zeigten einige Patienten noch bis zum 3. Tag eine fortschreitende, wenn auch nur geringe Zunahme der Ödeme. In der Mehrzahl bildeten sie sich aber langsam, fast stetig schon vom zweiten Tag an zurück.

Patienten mit nur geringen Veränderungen in der Anfangsphase boten einen zunächst steilen Anstieg, z. T. noch bis zum 5. Tag, danach aber einen kontinuierlichen Rückgang. Im Kollektiv der Verstorbenen bestätigte sich der Zusammenhang von Ausgangsveränderungen und Verlaufsgeschwindigkeit. Bei den Patienten mit stärkeren initialen Veränderungen war der Anstieg in den ersten 48 Stunden am steilsten und setzte sich im Gesamtverlauf stetig fort.

Die Gruppe mit geringen Anfangsveränderungen umfaßte die variantenreichsten Verläufe und die Gesamtentwicklung erschien dabei abschnittsweise steigend mit Stufen zwischen dem 1. und 5. Tag, zwischen dem 10. und 12. Tag und nach dem 16. Tag. Auffallenderweise fanden sich praktisch keine Unterschiede zwischen diesen verstorbenen Patienten und beiden Gruppen Überlebender bis zum Ende der zweiten Woche, und erst ab der Mitte der dritten Woche wurden statistisch signifikante Differenzen erkennbar.

Als entscheidendes Kriterium für die Diskriminierung von Überlebenden und Verstorbenen mit deutlichen Ausgangsveränderungen erwies sich demnach vor allem die Fortsetzung der Entwicklung in der ersten Woche, die bei den Verstorbenen in eine konsekutive Verschlechterung mündete. Dagegen müssen aber die Verstorbenen mit den geringen Ausgangsveränderungen als ein Patientenkollektiv angesehen werden, dessen Tod nicht die zwangsläufige Folge eines a priori eigengesetzlichen Krankheitsgeschehens war, sondern das Ergebnis zusätzlicher Einflüsse darstellte, die eine mögliche Entwicklung zur Genesung unterbrochen hatten.

Synopse zwischen klinischen Verläufen und Röntgenbildern bei Sepsispatienten

Bei den Überlebenden entsprachen die pulmonalen Veränderungen bei Behandlungsbeginn auf der Intensivstation im Durchschnitt dem Stadium I, nahmen in der Folgezeit geringfügig zu und führten am 12. Tag zu einem maximalen Befund, dem Stadium I – II, so daß im gesamten Verlauf nahezu gleichbleibende Befunde resultierten. Dieser Gipfelwert wurde bei den einzelnen Verläufen zwischen dem 3. und 15., im Median am 6,5. Tag erreicht. Erst am Ende der zweiten Woche begann sich eine statistisch nicht signifikante Rückbildung abzuzeichnen, die protrahiert verlief und am Endpunkt der Beobachtungsdauer noch deutliche Veränderungen zwischen dem Stadium I und II erkennen ließ und sich damit nicht im Gipfelpunkt, wohl aber in dem zeitgleichen Entwicklungsstand bei den überlebenden Traumapatienten signifikant unterschied; d. h. am Ende der 3. Woche zeigten die überlebenden Sepsispatienten noch deutlich mehr pulmonale Veränderungen als die überlebenden Traumapatienten.

In der Gruppe der 134 verstorbenen Sepsispatienten bot sich im Durchschnitt die gleiche pulmonale Ausgangssituation wie bei den Überlebenden, doch folgte im weiteren Verlauf eine stetige Verschlechterung. Abweichend von den Ergebnissen bei den Traumapatienten zeigte sich hier im Verlauf eine kontinuierliche Entwicklung und keine plateauartige Verhaltung in der zweiten Woche auf; dementsprechend bildeten auch biphasische Individualverläufe bei den Sepsispatienten eine Ausnahme.

Überlebende und verstorbene Sepsispatienten konnten anhand dieser Chronologie von Röntgenbildbefunden erst am Ende der dritten Woche differenziert werden, da sich beide Entwicklungen erst ab dem 18. Tag statistisch voneinander unterscheiden ließen; dieser Zeitpunkt entbehrt jedoch einer klinischen Relevanz, denn zu diesem Beobachtungstag waren bereits 47% des septischen Gesamtkollektivs verstorben oder hatten als Überlebende die Intensivstation verlassen. Der prognostischen Ambivalenz in der röntgenologischen Entwicklung entsprach im klinischen Bild des Sepsispatienten eine charakteristische langanhaltende Ungewißheit über den Ausgang der Erkrankung.

Klinische Unterscheidung nach der Verlaufsdauer

Bei den Überlebenden waren die Ausgangsbefunde bei den kürzeren und den längeren Verläufen statistisch nicht verschieden. Die maximalen Veränderungen wurden bei einem kurzen Krankheitsgeschehen bereits am 4. Krankheitstag (± 0,7 Tage) beobachtet, zeigten aber ein deutlich geringeres Ausmaß (Stadium I) als in den längeren Verläufen, deren ausgeprägteste Befunde am 7. Tag (± 3,7 Tage), d. h. signifikant später auftraten und das Stadium II erreichten.

Deutlicher als bei den Traumapatienten konnte durch diese Zuordnung zwischen klinisch leichteren und schwereren Krankheitsbildern unterschieden werden, d. h. stärkere Lungenveränderungen korrespondierten mit einer längeren Krankheitsdauer. Abweichend von den posttraumatischen Entwicklungen erstreckten sich die jeweils maximal erreichten Lungenveränderungen bei den Sepsispatienten aber über einen größeren Zeitraum.

Bei den verstorbenen Sepsispatienten bestand zwischen den kürzeren (N = 65) oder längeren (N = 69) Verläufen kein Unterschied in der Ausgangsbewertung im Gegensatz zu den beiden Gruppen der verstorbenen Traumapatienten, bei denen diese Differenz einen ersten Hinweis auf die Möglichkeit verschiedener Verlaufsformen enthielt. In diesem Sepsis-Kollektiv ergaben sich ebenfalls tendenziell stärkere Lungenveränderungen mit längerer Dauer der Erkrankung, auch wenn statistisch belegbare Unterschiede zwischen den maximalen Veränderungen in beiden Gruppen nicht erreicht wurden.

In den langfristigen Entwicklungen waren die Überlebenden und Verstorbenen bis zum Beginn der zweiten Woche identisch und trennten sich danach durch die einsetzende Regredienz bei den überlebenden Patienten. In diesem Verhalten glichen sie den Traumapatienten. Im Unterschied zu den überlebten posttraumatischen ARDS-Formen erschienen die septisch-bedingten Entwicklungen protrahierter und in Übereinstimmung zwischen röntgenologischem Verlauf und klinischem Eindruck unmittelbar von dem Verlauf der Grunderkrankung beeinflußt.

Diskussion

Synopse zwischen Röntgenbildbefunden und Blutgasanalysen

Unter den synoptisch verwandten Kriterien zur ARDS-Beurteilung gelten in der Literatur Gasaustauschstörungen als wegleitend, besonders zu Beginn der Krankheitsentwicklung, wenn die klinische Symptomatik den Ernst der Situation nur unvollkommen widerzuspiegeln vermag und die Röntgenbildveränderungen nicht die notwendige Beachtung bzw. keine entsprechende Interpretation erfahren. Dennoch können die arteriellen Sauerstoffdrucke sich in der Anfangsphase als unspezifisch erweisen und große Schwankungen unter Einschluß des Normbereichs zeigen, so daß der Kohlensäuredruck die Rolle eines qualitativen Indikators übernimmt, und ein beginnendes ARDS sich vor allem in einer pathognomonischen Spontanhyperventilation äußert [46]. Arterielle Sauerstoffdrucke unterliegen auch im weiteren Verlauf des ARDS einer erheblichen intra- und interindividuellen Streuung.

Sinnvolle Korrelationen zwischen arteriellen Sauerstoffdruckwerten und Röntgenbildveränderungen verlangen deshalb konstante radiologische und ebenso gleichbleibende funktionelle Konditionen, die sich in der klinischen Praxis mit dem Begriff „optimiert" umschreiben lassen. Optimierung bedeutet aber das Ergebnis therapeutischer Erfahrungen und orientiert sich an den individuellen Erfordernissen des Patienten und äußert sich unter anderem in Beatmungskonzepten und Respiratoreinstellungen, die durch eine Standar-

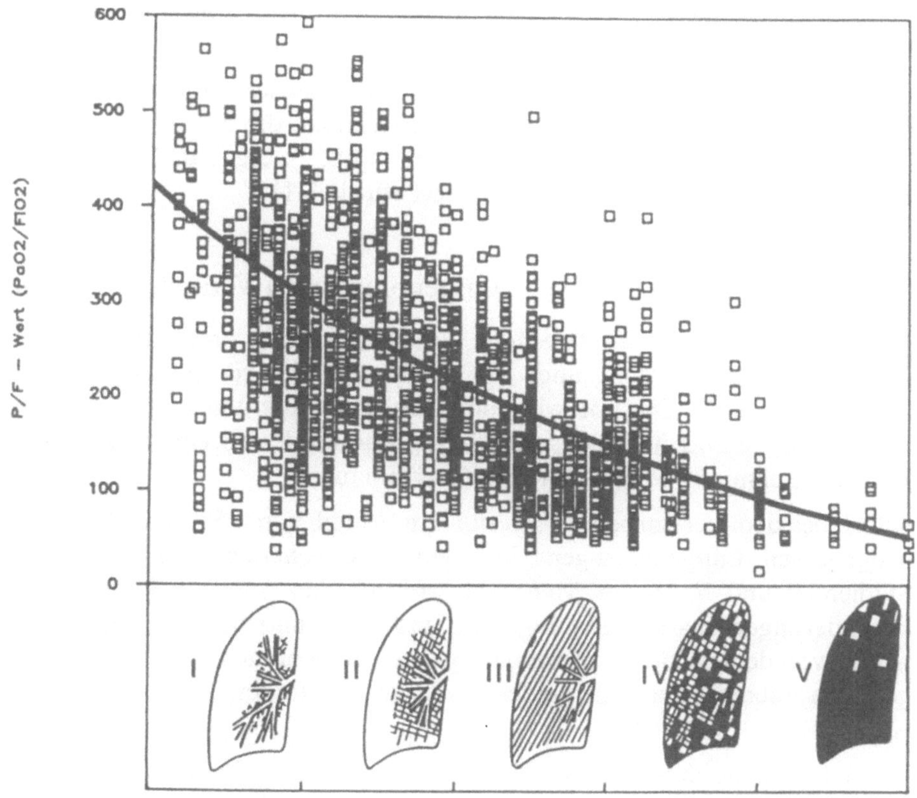

Abb. 2 Korrelation zwischen den täglichen Röntgenbefunden und den zugehörigen Sauerstoffdrucken, dargestellt als P/F-Werte, bei verstorbenen Traumapatienten (1248 Wertepaare) [31]

disierung der Untersuchungsbedingungen, z. B. der PEEP-Höhe, des Tidalvolumen, des FiO_2 und des Ventilationsmodus, nur zum Teil nachgeahmt werden können, zum Teil ihnen sogar widersprechen.

Deshalb haben die einzelnen, zur Beurteilung pulmonaler Sauerstoffaustauschleistungen allgemein verwendeten Parameter nicht nur ihre spezifischen Grenzen im Rahmen des pathophysiologischen Geschehens, sie unterscheiden sich vor allem durch ihre Praktikabilität und ihre klinische Relevanz unter den besonderen Umständen einer Respiratorbehandlung, obwohl sie die generelle Entwicklung beim ARDS übereinstimmend wiedergeben können.

Unter Berücksichtigung dieser Einschränkungen wurde in der vorliegenden Untersuchung das Verhältnis von arteriellem Sauerstoffdruck zu inspiratorischem Sauerstoffanteil, der P/F-Wert, als funktioneller Parameter gewählt, weil er aus klinischen Routineanalysen unmittelbar ableitbar war und als Maß für das pulmonale Sauerstoffaufnahmevermögen den zugehörigen Röntgenbildbewertungen gegenübergestellt werden konnte, auch wenn sich aus der Retrospektive nähere Analysebedingungen nicht mehr ermitteln ließen, aber eine therapeutische Optimierung unterstellt werden konnte.

Der Vergleich zwischen den arteriellen Sauerstoffdrucken und den zugehörigen Röntgenstadien im Kollektiv der Traumapatienten, die bereits am ersten Tag deutliche Lungenveränderungen aufwiesen (Abb. 2), ergab die nahezu gleiche Beziehung, wie sie bereits 1979 publiziert wurde [31].

Häufigkeit der verschiedenen röntgenologischen Veränderungsstufen

Im Kollektiv der 136 überlebenden Traumapatienten erreichte nur 1% ein fortgeschrittenes ARDS und die entsprechende röntgenologische Veränderungsstufe IV. Die überwiegende Zahl der Patienten zeigte dagegen als maximalen Befund im Röntgenbild das Stadium I und ein Anteil von 9% kam nicht einmal über ein Stadium 0—1 hinaus.

Selbst bei den Verstorbenen bot nur ein Anteil von 25% das Vollbild des progressiven Lungenversagens mit den entsprechenden röntgenologischen Stadien IV und V. In der Mehrzahl erreichte das Ausmaß der pulmonalen Veränderungen das röntgenologische Stadium II und bei 10% der Patienten waren vor dem Tode als Traumafolge in den Röntgenbildern lediglich die geringen interstitiellen Ödeme des Stadiums I zu finden.

Bei 5% des Gesamtkollektivs der Traumapatienten blieben die röntgenologischen Befunde minimal. Nur 11% der nach einem Trauma ARDS-gefährdeten Patienten entwickelten das röntgenologische Vollbild des Lungenversagens, ein Ergebnis, das mit entsprechenden Literaturangaben übereinstimmt.

Letalitätsinzidenz bei Traumapatienten

Der geringe Anteil ausgeprägter ARDS-Erkrankungen an der Gesamtzahl der Verstorbenen bei den untersuchten Traumapatienten, in einem Verhältnis von 1 : 4, scheint ein Überwiegen extrapulmonaler Ursachen für den Tod in diesem Patientenkollektiv zu bedeuten. Da aber die Interdependenzen zwischen Lungenveränderungen und Störungen anderer Organe das posttraumatische Krankheitsgeschehen maßgeblich beeinflussen, kommt auch den weniger fortgeschrittenen ARDS-Formen ein Stellenwert für den Krankheitsausgang zu. Dementsprechend stieg auch die Letalität mit zunehmenden röntgenologischen Veränderungen – bei der Verwendung einer 5-Stadien-Stufung nahezu linear – an.

Patienten, die über das schwere Ödemstadium (Stadium III) hinausgehende infiltrative und konfluierende Veränderungen aufwiesen, die in ihrer Ausdehnung das Stadium IV erreichten oder übertrafen, starben mit wenigen Ausnahmen. Das Überschreiten des Stadium II im Röntgenbild bedeutete in dieser Korrelation eine Letalitätserwartung von 50%. Dabei wurden unter Ausschluß der Primärbefunde bei Patienten mit einem raschen Verlauf nur die Lungenveränderungen gewertet, die nach dem dritten Behandlungstag aufgetreten waren.

Typische ARDS-Verläufe und sekundäre ARDS-Entwicklungen beim Traumapatienten

Eine zeitliche Dimension des ARDS läßt sich bereits aus Darstellungen in der Literatur ableiten, in der Fristen zwischen 8 und 12 Tagen für einen charakteristischen Ablauf genannt werden, in der Regel mit dem Hinweis auf erhebliche interindividuelle Differenzen. Bei den Überlebenden des untersuchten Traumakollektivs insgesamt war aus der Zuordnung von röntgenologischen ARDS-Stadien zum jeweiligen Zeitraum ihres Auftretens kein gerichteter Verlauf zu erkennen. Bei den Verstorbenen der Gruppe mit stärkeren initialen Veränderungen ergab sich jedoch im Durchschnitt eine fast gradlinige Entwicklung, die in 12,7 Tagen mit Schwankungen zwischen dem 6,3. und 18,6. Tag zum Finalstadium führte und in dieser Form der Beschreibung typischer bzw. foudroyanter Verläufe in der Literatur entsprach.

Bei den Verstorbenen der Gruppe mit geringen Anfangsveränderungen zeigte sich der entsprechende Verlauf der röntgenologischen Befunde insgesamt signifikant um durchschnittlich 5 Tage hinausgezögert, d. h. es handelte sich um eine ARDS-Entwicklung, die in die zweite und dritte Woche fiel, in eine Zeit, in der die Überlebenden meist eine definitive Rückbildung der Erkrankung boten.

In dieser Gruppe erreichten nur 6% der Patienten ein Ausmaß pulmonaler Veränderungen, das als Stadium IV oder V bewertet werden konnte, während 33% der Traumapatienten der Vergleichs-Gruppe diesen Schweregrad zeigten.

Gegenüber einem Verständnis des ARDS als einer unmittelbaren Reaktion auf ein akutes auslösendes Ereignis bedarf es angesichts von Verläufen, die nach einer einwöchigen Phase unterschwellig-verhaltener oder z. T. rückläufiger Entwicklung unter Intensivbedingungen zum progressiven Lungenversagen exazerbieren, ergänzender Erklärungen zur Kausalität oder zum Pathomechanismus.

Grundsätzlich bedeutet das Auftreten von zwei, dem zeitlichen Aspekt nach differenten Entwicklungen des ARDS, daß bei den Traumapatienten zwischen zwei Formen des progressiven Lungenversagens unterschieden werden muß: 1. Das typische, primäre ARDS, das in der Phase des Traumaereignisses mit der Manifestation massiver Schockschäden beginnt, in einem eigengesetzlichen, fast schicksalshaften Verlauf fortschreitet und innerhalb von 10 bis 14 Tagen unter dem Bild des Lungenversagens endet. 2. Die verzögerte, sekundäre ARDS-Entwicklung, die bei den Traumapatienten von einem weniger ausgeprägten, möglicherweise überlebbaren Primärschaden ausgeht und nach einer Phase des Stillstandes oder der Erholung in das Bild eines Multiorganversagens mündet, in dem das ARDS nur einen Teil des Krankheitsgeschehens darstellt. Als Ursachen sekundärer ARDS-Entwicklungen müssen spontane oder therapiebedingte Komplikationen und am ehesten septische Ereignisse im Rahmen der Intensivbehandlung diskutiert werden.

Häufigkeiten der verschiedenen Röntgenbildveränderungen bei Sepsispatienten

Bei den überlebenden Sepsispatienten fehlten röntgenologische Veränderungen, die das Stadium III übertrafen, mehr als 70% blieben unterhalb des Stadiums II und zeigten das Bild eines leichten bis mittelschweren interstitiellen Ödems; verglichen mit den überlebenden Traumapatienten vermittelte jedoch hier der Röntgenbefund im Durchschnitt den Eindruck einer stärkeren pulmonalen Beteiligung.

Die verstorbenen Sepsispatienten boten in nahezu 66% der Befunde ein schweres interstitielles Ödem bzw. die Symptome des Stadiums IV und V.

Auch in dieser Gruppe zeigten – verglichen mit dem Traumakollektiv – mehr Patienten im Röntgenbild einen fortgeschrittenen Befund.

Letalitätsinzidenz bei Sepsispatienten

Im Sepsiskollektiv hatten die pulmonalen Veränderungen neben einem durchschnittlich höheren Schweregrad offenbar auch ein größeres Gewicht für den Ausgang der Erkrankung, da von den Patienten, die nur geringe Ödemformen (Stadium I) als Maximalbefund aufwiesen, mehr als 60% der Gruppe der Verstorbenen angehörten. Dadurch ergab sich ein für statistische Aussagen zahlenmäßiges Ungleichgewicht in den fortgeschrittenen Stadien. Andererseits zeugte die insgesamt hohe Letalität davon, daß nur schwere septische Erkrankungen in dieser Untersuchung zusammengefaßt worden waren. Wie auch die klinische Erfahrung zeigte, konnte aber das Auftreten pulmonaler Veränderungen in einer septischen Krankheitsentwicklung als ein entscheidender Schritt von einer septischen Komplikation zu einer lebensbedrohlichen Erkrankung gedeutet werden. Da bei den Sepsispatienten die weniger ausgeprägten Veränderungen meist länger als zwei Tage bestanden, andererseits bei den Traumapatienten bei diesen Befunden die Letalität mit der Dauer stieg, konnten auch diese Ergebnisse zwischen beiden Kollektiven verglichen werden.

Entwicklungscharakteristik bei Sepsispatienten

Bei den Überlebenden konzentrierten sich die Bewertungen in allen röntgenologischen Stadien auf einen Zeitraum von 14 Tagen zwischen dem 4. und 16. Tag. Dabei war eine Drift von den zeitlich früher gelegenen höheren Veränderungsstufen zu den zeitlich späteren geringfügigeren Befunden nur angedeutet. Bei den Verstorbenen begann die durchschnittliche sepsisbedingte ARDS-Entwicklung im Röntgenbild zwischen dem 5. und 6. Tag nach Behandlungsbeginn nahezu ohne pathologische Befunde und endete mit dem 13. Tag im Endstadium der röntgenologischen Veränderungen. Im gesamten Sepsiskollektiv fand sich nur eine Form der ARDS-Entwicklung, die gegenüber der Gruppe der Traumapatienten mit stärkeren Anfangsveränderungen mit einer deutlichen Verzögerung um mehr als zwei Tage begann, das Finalstadium aber zum gleichen Zeitpunkt erreichte, im Vergleich mit den Traumapatienten mit geringen Initialveränderungen aber eine deutlichere Progredienz zeigte. Im zeitlichen Ablauf ließen sich aber die sepsisbedingten ARDS-Entwicklungen von keiner der posttraumatischen Formen statistisch differenzieren. Für die Interpretation von individuellen, septisch bedingten ARDS-Verläufen bleibt der Hinweis auf quantitative Differenzen der von septischen Erkrankungen ausgehenden Schädigungspotenz.

Zusammenfassung

Insgesamt wurden 405 Krankheitsverläufe von Patienten analysiert, die von den klinischen Voraussetzungen her (Trauma bzw. Sepsis) als ARDS-gefährdet eingestuft werden konnten; von ihnen verstarben 241 (59,5%). Als ARDS-erkrankt galten diejenigen, die ein mittelschweres interstitielles Ödem oder darüber hinausgehende Veränderungen der Lunge zeigten, d. h. nach der Röntgenbildklassifizierung das Stadium II überschritten hatten. Nach dieser ARDS-Definition betrug in dem Gesamtkollektiv die Morbidität 40,0%, in der Gruppe der Traumapatienten 30,0% und in der Sepsisgruppe 57,4%. Die Mortalität durch ein ARDS erreichte in der Traumagruppe 23,9%, die Letalitätsinzidenz nach röntgenologisch manifestem Syndrom 72,2%.

In der Sepsisgruppe starben 53,1% durch ein ARDS und das manifeste Syndrom war mit einer Letalität von 90,8% verbunden.

Beim Vergleich mit den Angaben in der Literatur fanden sich diese Ergebnisse innerhalb einer weitreichenden Streubreite, deren Ursache vor allem in Unterschieden der zugrundeliegenden Patientenkollektive wie auch in dem Ermessensspielraum allgemeiner ARDS-Definitionen zu suchen ist. Die Identifikation des manifesten ARDS mit Hilfe der Röntgenbildklassifizierung könnte eine bessere Vergleichbarkeit der Aussagen herbeiführen.

Relevanter aber noch als die Darstellung von Durchschnittsentwicklungen erscheint die Möglichkeit der therapiebegleitenden semiquantitativen Dokumentation des Syndroms bei individuellen Krankheitsverläufen. Identifikation und Verlaufbeurteilung des ARDS stützen sich stets auf die Synopse aus klinischem Bild, Blutgasanalysen und röntgenologischen Veränderungen. Die wichtigsten klinischen Informationen finden sich dabei in der Krankheitsanamnese. Sie entscheidet über die Wahrscheinlichkeit einer ARDS-Entwicklung aufgrund der vorausgehenden Noxe und unterstützt die kausale Differenzierung von röntgenologischen Veränderungen der Lunge und von meßbaren Einschränkungen des pulmonalen Gasaustausches.

Dennoch erscheint z. Z. kein Parameter oder Verfahren geeigneter als die serielle Beurteilung von Röntgenbildern der Lunge, akute Veränderungen oder konsekutive Entwicklungen im Rahmen des respiratorischen Distress-Syndroms des Erwachsenen darzustellen.

Literatur

[1] Anacker, H.: Die flächenhaften Verschattungen ohne anatomische Grenzen. In: W. Teschendorf, H. Anacker, P. Thurn (Hrsg.): Röntgenologische Differentialdiagnostik, Bd. I, Teil 1; 5. Aufl.; Thieme, Stuttgart 1975.

[2] Ayres, S. M.: Adult respiratory distress syndrome. ASA-Refresher Courses in Anesthesiology 9 (1981) 1. Lippincott Co, Philadelphia.

[3] Bachofen-Porchet, M., H. Bachofen: Lungenveränderungen nach Trauma und Schock: Das „respiratory distress syndrome" des Erwachsenen. Schweiz Med Wochenschr *103* (1973) 1.

[4] Baker, S. P., W. Long: The injury severity score: A method for describing patients with multiple injuries and evaluating emergency care. J Trauma *14* (1974) 187.

[5] Barden, R. P.: Pulmonary edema: Correlation of roentgenologic apparance and abnormal physiology. Am J Roentgenol *92* (1964) 495.

[6] Beyer, A.: Das Thoraxtrama unter anästhesiologisch-intensivmedizinischer Sicht. In: K. Peter, P. La Win, F. Jesch (Hrsg.), Der polytraumatisierte Patient; Intensivmed Notfallmed Anästhesiol (INA), Bd. 32. Thieme, Stuttgart 1982.

[7] Biersack, H. J., K. Rommelsheim, M. Thelen et al.: Szintigraphische Befunde bei progressiver pulmonaler Insuffizienz (Schocklunge). Dtsch Med Wochenschr *101* (1976) 927.

[8] Bleyl, U.: Die Histophysiologie und Histopathologie der terminalen Lungenstrombahn beim akuten Lungenversagen. In: F. W. Ahnefeld, H. Bergmann, C. Burri et al. (Hrsg.): Akutes Lungenversagen; Klinische Anaesthesiologie und Intensivmedizin; Springer, Berlin – Heidelberg – New York 1979.

[9] Blümel, G., G. Schlag, P. Wendt et al.: Das lysosomale Enzymspektrum und Proteinaseninhibitoren menschlicher Leukocyten. In: O. Mayrhofer-Krammel, G. Schlag, H. Stoeckel (Hrsg.), Akutes progressives Lungenversagen; Intensivmed Notfallmed Anästhesiol (INA), Bd. 16, Thieme, Stuttgart 1979.

[10] Fischer, R., R. Heymer: Morphologische Veränderungen bei langzeitbeatmeten Patienten mit akutem Nierenversagen. In: H. G. Sieberth (Hrsg.), Akutes Nierenversagen; Thieme, Stuttgart 1979.

[11] Fleischner, F. G.: The butterfly-pattern of acute pulmonary edema. Am J Cardiol *20* (1967) 39.

[12] Gattinoni, L., A. Pesenti, A. Pelizzola et al.: Reversal of terminal acute respiratory failure by low frequency positive pressure ventilation with extracorporeal removal of CO_2 (LFPPV-$ECCO_2$-R). Trans Am Soc Artif Intern Organs *27* (1981) 289.

[13] Gattinoni, L., D. Macheroni, A. Torresin et al.: Morphological response to positive expiratory pressure in acute respiratory failure. Computerized tomography study. Intensive Care Med *12* (1986) 137.

[14] Gemperle, M. M.: Intensivbehandlung des Polytraumatisierten bei der Klinikaufnahme. In: K. Peter, P. La Win, F. Jesch (Hrsg.), Der polytraumatisierte Patient; Intensivmed Notfallmed Anästhesiol (INA); Bd. 32, Thieme, Stuttgart – New York 1982.

[15] Greene, R., C. R. M. Boggis, H. S. Jantsch et al.: Radiography and angiography of the pulmonary circulation. In: W. M. Zapol, K. J. Falke, Acute respiratory failure. Marcel Dekker, New York – Basel 24 (1985) 275.

[16] Hill, J. D., J. L. Ratliff, J. C. W. Parott et al.: Pulmonary pathology in acute respiratory insufficiency: Lung biopsy as a diagnostik tool. J Thorac Cardiovasc Surg *71* (1976) 64.

[17] Holzki, J.: Aktueller Bericht: 11. „Neonatal and Infant Respiratory Symposion" Vail, Colorado 1984. Anästh Intensivther Notfallmed *19* (1984) 136.

[18] Hücker, H., E. Magin, V. Schulz et al.: Pathologisch-anatomische und röntgenologisch-morphologische Befunde zum phasenhaften Verlauf der Schocklunge. Radiology *18* (1978) 342.

[19] König, W., J. Knöller, P. Pfeiffer et al.: Die Bedeutung der Mastzellen und ihrer Mediatoren für die Auslösung allergischer Erkrankungen (Teil II). Med Klin *8* (1986) 612.

[20] Lauwers, L. F., P. Prosseel, A. Roelants et al.: A retrospective study of 130 consecutive multiple trauma patients in an intensive care unit. Intensive Care Med *12* (1986) 296.

[21] McMichan, J. C., D. S. Rosengarten, J. C. McNeur et al.: Das posttraumatische Lungen-Syndrom; Definition, Diagnose u. Therapie. Med Welt *27* (1976) 2331.

[22] Mittermayer, Ch., U. N. Riede, J. R. McEwan: Pathologisch-anatomische Untersuchungen der Schocklunge: II. Spätschäden und Irreversibilität. In: O. Mayrhofer-Krammel, G. Schlag, H. Stoeckel (Hrsg.), Akutes progressives Lungenversagen, Intensivmed Notfallmed Anästhesiol (INA), Bd. 16, Thieme, Stuttgart 1979.

[23] Moore, F. D., J. H. Lyons, E. C. Pierce et al.: Post-traumatic pulmonary insuficiency. Pathophysiology of respiratory failure and principles of respiratory care after surgical operations, trauma, hermorrhage, burns and shock. Saunders Co, Philadelphia – London 1969.

[24] Necek, K.: Der pulmonale transvaskuläre und transalveoläre Flüssigkeits- und Proteintransport bei normaler und gestörter Lungenfunktion. In: F. W. Ahnefeld, H. Bergmann, C. Burri et al. (Hrsg.), Akutes Lungenversagen, Klinische Anästhesiologie und Intensivtherapie, Bd. 20. Springer, Berlin – Heidelberg – New York 1979.

[25] Nunn, J. F.: Applied respiratory physiology, 2. ed. Butterworth, London – Boston 1978.

[26] Pratt, P. C., R. T. Vollmer, J. D. Shelburne et al.: Pulmonary morphology in a multihospital collaborative extracorporeal membrane oxygenation project. Am J Pathol *95* (1979) 191.

[27] Rau, W. S., K. Wybitul, A. Tassinari: Die röntgenologische Feinstruktur der Lunge. Fortschr Röntgenstr *133* (1980) 571.

[28] Riede, U. N., Ch. Mittermayer, J. Hassenstein: Pathologisch-anatomische Untersuchungen bei der respiratorischen Insuffizienz durch Schock; II. Ultrastrukturell morphometrische Befunde. Intensivmed *14* (1977) 263.

[29] Rinaldo, J. E., R. M. Rogers: Adult respiratory distress syndrome (Changing concepts of lung injury and repair). N Engl J MED *306* (1982) 900.

[30] Risk, C., M. Peterson, B. Woods: Thromboxane and prostacyclin (epoprostenol) during exercise in diffuse pulmonary fibrosis. Lancet (1982) 1183.

[31] Rommelsheim, K., M. Thelen, E. Hiegemann: Stadieneinteilung von Röntgenbildbefunden und korrespondierende Sauerstoffdrucke bei der sogenannten Schocklunge. Z Prakt Anaesth *14* (1979) 512.

[32] Rommelsheim, K.: Zur respiratorischen Insuffizienz des polytraumatisierten Patienten. Krankenhausarzt *53* (1980) 916.

[33] Rommelsheim, K., K. Lackner, P. Westhofen et al.: Das respiratorische Distress-Syndrom des Erwachsenen (ARDS) im Computertomogramm. Anästh Intensivther Notfallmed *18* (1983) 59.

[34] Rommelsheim, K.: Extrakorporale Membranoxygenierung. Beitr Intensiv-Notfallmed *1* (1983) 37.

[35] Rommelsheim, K., D. Hausmann, P. Westhofen et al.: Letalitätsentwicklung bei posttraumatischen Intensivpatienten. Intensivbehandlung *11* (1986) 9.

[36] Rommelsheim, K.: Das Respiratorische Distress-Syndrom des Erwachsenen (ARDS) nach Trauma und Sepsis, Habilitationsschrift, Bonn 1987.

[37] Sandritter, W., Ch. Mittermayer, U. N. Riede et al.: Shock lung syndrome (A general review). Pathol Res Pract *162* (1978) 7.

[38] Schlag, G., H. Redl: Neue Aspekte zur Schocklunge. Anästh Intensivther Notfallmed *17* (1982) 86.

[39] Schulz, V., K. H. Schnabel: Die Schocklunge. Pathogenetische Vorstellungen und therapeutische Möglichkeiten. Internist *16* (1975) 82.

[40] Schoemaker, W. C,. P. Appel, L. S. C. Czer: Pathogenic significance of physiologic patterns in patients with trauma and hermorrhade prior to the development of respiratory failure. Crit Care Med *8* (1980) 245.

[41] Starling, E. H.: On absorption of fluids from the connective tissue spaces. J Physiol *19* (1896) 312.

[42] Staub, N. C.: Pulmonary edema. Physiologic approaches to management. Chest *74* (1978) 559.

[43] Thurn, P., E. Bücheler: Einführungen in die Röntgendiagnostik, 6. Aufl.; Thieme, Stuttgart–New York 1979.

[44] Uziel, L., A. Agostini, I. Sedini: Hematologic survey during low frequency positive pressure ventilation with extracorporeal CO2 removal. Trans Am Soc Artif Intern Organs *28* (1982) 359.

[45] Weigelt, J. A., R. A. Mitchell, W. H. Snyder: Early positive end-expiratory pressure in the adult respiratory distress syndrome. Arch Surg *114* (1979) 497.

[46] Wichert, P. V.: Therapeutische und prophylaktische Ansatzpunkte bei „Schocklunge“. Dtsch Med Wochenschr *102* (1977) 444.

[47] Witte, S.: Der Schock als Versagen der Endstrombahn. Med Welt *25* (1974) 1201.

[48] Wolff, G., M. Dittmann, Th. Rüedi et al.: Koordination von Chirurgie und Intensivmedizin zur Vermeidung der posttraumatischen respiratorischen Insuffizienz. Unfallheilkunde *81* (1978) 425.

[49] Wolff, G., P. Regazzoni, A. Vischer: Frühsymptome des Adult Respiratory Distress Syndroms (ARDS). In: O. Mayrhofer-Krammel, G. Schlag, H. Stoeckel (Hrsg.), Akutes progressives Lungenversagen. Intensivmed Notfallmed Anästhesiol (INA), Bd. 16; Thieme, Stuttgart 1979.

[50] Zapol, W. M., M. T. Snider, J. D. Hill et al.: Extracorporeal membrane oxygenation in severe acute respiratory failure. A randomized prospective study. JAMA *242* (1979) 2193.

Radiologie der Schocklunge

M. Dietlein

Konventionelle Diagnostik

Das pathologisch-radiologische Erscheinungsbild beim Adult Respiratory Distress Syndrome (ARDS) variiert in Abhängigkeit vom zeitlichen Stadium und Schweregrad der Erkrankung (Tab. 1). Überdruckbeatmung und pulmonale Komplikationen beeinflussen überdies die Bildgebung.

Stadium I: Endothelzellschwellung, interstitielles Ödem, Mikroatelektasen (erste 12 bis 24 Stunden)

Das im frühesten Krankheitsstadium auf das Interstitium beschränkte Ödem kann eine peribronchovaskuläre Unschärfe und Verbreiterung hervorrufen: Allerdings ist dieser interstitielle Prozeß in der Regel zu gering ausgeprägt, um auf der konventionellen Thoraxübersicht nachweisbar zu sein. Abbildungsunschärfe bei portablen Röntgengeräten und nur flache Inspiration können zudem das interstitielle Ödem maskieren [8, 9, 13]. Ein entsprechender Röntgenbefund konnte in einer Studie von Joffe nur bei 5 seiner 75 Patienten erhoben werden [13]. Die geringe Lungenentfaltung kann einzige Manifestation der verminderten Compliance im Frühstadium beim ARDS sein [9]. Andere Serien konnten demgegenüber das interstitielle Ödem häufiger diagnostizieren [4, 24, 31], teilweise sogar vor oder gleichzeitig mit dem Einsetzen klinischer Symptome [31]. Auf den Nachweis von Kerley-Linien wird hingewiesen [4].

In diesem Initialstadium sind ursächliche pulmonale Erkrankungen (Pneumonie, Aspiration oder Lungenkontusion) gut sichtbar.

Der Übergang in ein infiltratives Verschattungsmuster (Stadium II) erfolgt um so rascher, je schwerer die Noxe. Fulminante Verlaufsformen, insbesondere bei Sepsis, Endotoxinämie oder viralen Pneumonien, besitzen eine radiologisch latente Periode von nur wenigen Stunden, während bei indolenteren pulmonalen Affektionen, beispielsweise nach Intoxikation durch das Kontaktherbizid Paraquat, sich das Stadium I über mehrere Tage erstrecken kann [8, 9].

Praktische Notfallmedizin 3

Tabelle 1 Charakteristika beim ARDS (nach R. Greene [8])

Stadium	I	II	III
Dauer	erste 12–24 Stunden	2–5 Tage	nach 5 Tagen
Pathologie	Endothelzellschwellung, kapilläre Anschoppung, interstitielles Ödem	alveolärer Flüssigkeitsaustritt, Fibrinablagerung, vaskuläre Obstruktion	Alveolarzellhyperlasie, Kollagenablagerung, mikrovaskuläre Destruktion
Klinik	akutes respiratorisches Versagen, Shunt wegen Mikroatelektasen, Hypoxämie durch PEEP gebessert	respiratorisches Versagen, Shunt wegen Infiltraten, Hypoxämie ohne Besserung durch PEEP	respiratorisches Versagen, Hypoxämie wegen $\dot{V}/\dot{Q}$ Mißverhältnis
Radiologie	verringertes Lungenvolumen, keine Infiltrate, evtl. interstitielles Ödem	diffuse Verschattungen, Füllungsdefekte der Pulmonalarterien	weniger dichte, milchglasartige Verschattungen, periphere Aufhellungen bei ischämischen Infarkten
radiolog. Modifikation	Verdichtungen, falls pulmonale Noxe ursächlich	lokal akzentuierte Verdichtungen bei Komplikationen	wie Stadium II
Differentialdiagnose	Lungenembolie, Atemwegsobstruktion, neuromuskuläre Hypoventilation	kardiogenes Lungenödem, Überwässerung, massive Aspiration, nosokomiale Infektion, Lungenblutung	wie Stadium II

Stadium II: Alveolärer Flüssigkeitsaustritt, Fibrinablagerung, hyaline Membranen (1 bis 5 Tage)

Durchschnittlich 12 bis 24 Stunden nach Beginn der klinischen Symptomatik treten die alveolären Verdichtungen auf und überlagern das begleitende interstitielle Ödem [6, 7, 8, 9, 16]. Ein positives Bronchogramm wird meist unter Beatmung sichtbar (Abb. 1).

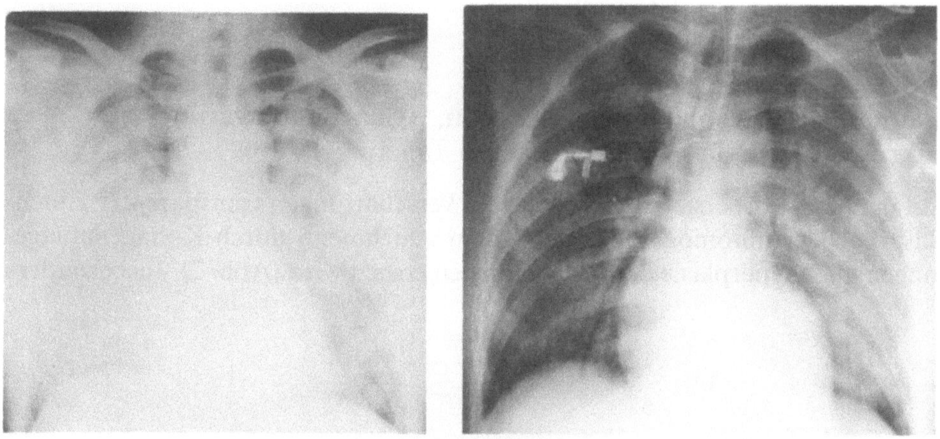

1 a 1 b

Abb. 1 42jähriger Patient: Schlingenextraktion eines Harnleiterkonkrementes, nachfolgend septische Temperaturen. 18 Stunden später akute Dyspnoe, niedriger Sauerstoffpartialdruck und erhöhter pulmonal-vaskulärer Widerstand. Radiologisch diffuse alveoläre Verdichtungen: ARDS Stadium II (Abb. 1 a). Unter Beatmung positives Bronchogramm und Dichteabnahme der Infiltrate bei noch guter pulmonaler Compliance (Abb. 1 b). Diagnose histopathologisch bestätigt

Ausdehnung und Verteilungsmuster der Infiltrate spiegeln in begrenztem Maße Ätiologie und Schweregrad der Lungenaffektion wider [9, 29]: Die weniger ausgeprägte Lungenbeteiligung führt häufiger zu regionären und inhomogenen Verdichtungen, während aus einer massiven Lungenschädigung diffuse und homogene Infiltrate resultieren. Initial neigt das ARDS in Verbindung mit hohem pulmonal-arteriellem Druck zu perihilären Verdichtungen. Nach vaskulären Embolien werden anfänglich die Infiltrate häufig in den peripheren subpleuralen Lungenarealen beobachtet, im Gefolge einer Aspiration werden lagerungsabhängig umschriebene Lungenregionen primär bevorzugt [9].

Vorerkrankungen, wie insbesondere ein Lungenemphysem, können das Verteilungsmuster der Infiltrate modifizieren [8, 9, 11]. Lufthaltige Emphysemblasen innerhalb der Infiltrate können einen kavitären Prozeß, wie bei nekrotisierender Pneumonie oder Lungeninfarkt, imitieren. Als ursächlich angenommen wird zum einen das defekte Kapillarbett, indem avaskuläre Lungenareale des Emphysems weniger zu einer alveolären Ödembildung neigen. Zum anderen wird die Obliteration der Kanäle kollateraler Ventilation (Kohn'sche Poren) diskutiert, so daß der Übertritt alveolärer Flüssigkeit in die Emphysemblasen verhindert wird [9, 11].

Die Verringerung des Longitudinaldurchmessers von der Lungenspitze zur Zwerchfellkuppe wird als Ausdruck der Volumenminderung bei eingeschränkter Compliance beschrieben [6].

Stadium III: Alveolarzellproliferation, Kollagenablagerung, mikrovaskuläre Destruktion (nach 5 Tagen)

Auf der Thoraxübersicht erscheinen die Verschattungen transparenter, milchglasartig oder inhomogen, da das Ödem zunehmend durch Kollagenablagerungen und Hyperplasie der Alveolarzellen ersetzt wird (Abb. 2). Insbesondere

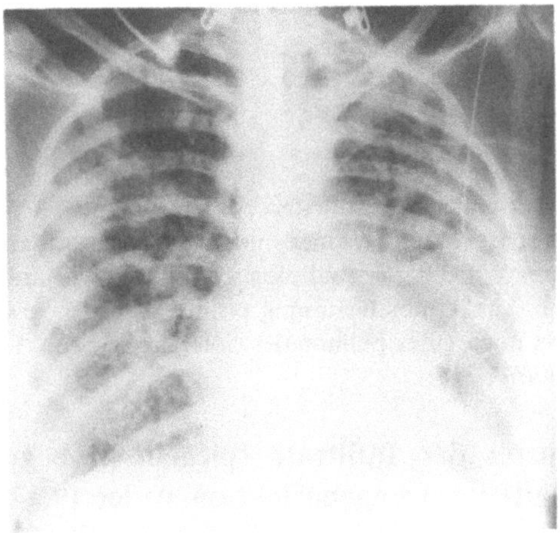

Abb. 2 40jährige Patientin: Traumatische Dünndarmperforation und Peritonitis mit Nachweis gramnegativer Stäbchenbakterien. Zwei Wochen nach Beginn des ARDS besteht radiologisch ein vorwiegend retikuläres Verschattungsmuster: ARDS Stadium III. Tracheostoma wegen PEEP-Langzeitbeatmung.
Diagnose histopathologisch bestätigt

schwer geschädigte Lungenareale, welche zuvor die dichtesten Verschattungen aufwiesen, bieten häufig die stärkste Dichteabnahme. Meist geht diese Transparenzzunahme mit kleinfleckigen Bläschen in der Lungenperipherie einher. Solche ischämischen Infarktbezirke können eine regionäre Totraumventilation verursachen, da diese ventiliert, aber nicht wesentlich perfundiert werden [8].

In dieser Krankheitsperiode werden Komplikationen wie Pneumonie, Lungenabszeß oder Einblutung als umschriebene Verdichtungsareale evident [8, 9]. Ein Pleuraerguß, der nicht zum typischen Bild der Schocklunge gehört, gilt als suspekt auf eine komplizierende Pneumonie oder einen Lungeninfarkt [6, 7]. Multiple kleine Einschmelzungen einer gramnegativen Pneumonie lassen diese Verdichtungen feinfleckig aufgehellt erscheinen [8].

In späteren Stadien tendiert das Bild zu einem retikulären Verteilungsmuster, passend zu der Pathologie einer diffus interstitiellen oder fleckig alveolären Fibrose [7, 24].

Radiologische Aspekte unter Überdruckbeatmung

Die mechanische Überdruckbeatmung beeinflußt das radiologische Erscheinungsbild beim ARDS [8, 9, 30]. Der frühzeitige oder prophylaktische Einsatz einer PEEP-Beatmung kann im radiologischen Latenzstadium sogar bei schwerer pulmonaler Insuffizienz eine Manifestation auf der Thoraxübersicht verhindern [30, 31].

Durch das erhöhte Gasvolumen der Lunge unter Überdruckbeatmung können infiltrative Verdichtungen bei erhaltener pulmonaler Compliance deutlich an Dichte abnehmen. Eine Diskrepanz zwischen radiologischem Erscheinungsbild und Klinik entsteht insbesondere, wenn der Beatmungsdruck bei der Bildanalyse unberücksichtigt bleibt. Eine offensichtliche Dichteminderung der Infiltrate nach Beginn der Überdruckbeatmung oder Erhöhung des Beatmungsdruckes kann zu der irrtümlichen Annahme einer klinischen Besserung verleiten. Umgekehrt bedingt die Verringerung des Beatmungsdruckes eine Dichtezunahme der Infiltrate; problematisch wäre die Schlußfolgerung einer klinischen Verschlechterung. Bei Interpretation des Röntgenbildes ist folglich die Kenntnis des Beatmungsdruckes zu fordern [8, 9]. Zur Verlaufskontrolle sind die Bettthoraxaufnahmen standardisiert im Beatmungszyklus, am günstigsten in der endinspiratorischen Phase, anzufertigen [9].

Eine deutlich reduzierte Dehnbarkeit der Lungen bewirkt unter der PEEP-Beatmung keine wesentliche Modifikation der Verdichtungen [8, 9]. So wurde in einer Studie mit 82 Patienten bei 60% unter der Überdruckbeatmung keine Änderung auf der Thoraxübersicht erkennbar [2, 15].

Der Begriff eines Barotraumas unter PEEP-Beatmung umfaßt die Alveolarruptur, das interstitielle Lungenemphysem, den Pneumothorax, das Pneumomediastinum, das Weichteilemphysem und das Pneumoperitoneum. Die Inzidenz des Barotraumas ist vom Schweregrad der Schocklunge, von pulmonalen Komplikationen und der Höhe des Beatmungsdruckes abhängig [8].

Derartige Veränderungen unter der Überdruckbeatmung sind in Kenntnis dieser Zusammenhänge seltener geworden.

Das interstitielle Lungenemphysem entwickelt sich als erstes Zeichen eines Barotraumas und manifestiert sich radiologisch als bläschenförmige Aufhellung, hilär gerichtete streifige Aufhellungslinien, strahlentransparente Halos um Gefäße oder Bronchien, Pneumatozelen oder subpleurales Emphysem, erkennbar an kleinen Luftbläschen oder Aufhellungslinien subpleural oder parakardial [2, 14, 15]. Das interstitielle Lungenemphysem wurde von Altman und Johnson [2] bei 17 von 82 Patienten (21%) diagnostiziert; ein Fortschreiten in ein mediastinales oder subkutanes Emphysem trat bei 9 Patienten auf, unter denen sich 8 mal ein Spannungspneumothorax und zusätzlich 4 mal ein Pneumoperitoneum entwickelten [2, 15]. Ein Pneumothorax wurde nie in den ersten 24 Stunden der PEEP-Beatmung beobachtet [2, 14, 15].

Eine gewissenhafte Suche nach Zeichen des interstitiellen Emphysems ist somit während der Überdruckbeatmung beim ARDS erforderlich, da dies erster Hinweis auf weitere ernste Komplikationen sein kann [15].

Langzeitbeobachtungen

Wird die lebensbedrohliche akute respiratorische Insuffizienz überlebt, gilt die Prognose selbst bei schwersten Lungenfunktionsstörungen und radiologischen Veränderungen während der Akutphase als vergleichsweise günstig. Lungenfibrose und mikrovaskuläre Destruktion führen bei 20% dieser Patienten zu einer Schädigung der Lungenfunktion [1]. Die Häufigkeit persistierender pulmonaler Verdichtungen liegt bei 11%, radiologische Zeichen der Lungenüberblähung sind bei 8% zu erfassen [1, 8]. Auch in einer inländischen Studie wurden unter 21 Überlebenden nur in 2 Fällen eine geringgradige Fibrose, in 5 Fällen pleurale Adhäsionen als Folge eines Pleuraergusses diagnostiziert [17].

Eine Nachuntersuchung zur Begutachtung ist frühestens nach einem Jahr sinnvoll, da bis zu diesem Zeitpunkt Reparaturprozesse ablaufen [17].

Computertomographie

Aufgrund der axialen Darstellung kann die Computertomographie bei global verschatteten Lungenbildern, insbesondere beim ARDS und dessen Komplikationen, Differenzierungshilfen geben. In Zusammenhang mit der Klinik ist aufgrund des morphologischen Erscheinungsbildes und densitometrischer Messungen eine bessere Aufschlüsselung in Infiltration, Erguß und/oder Atelektase gegeben [22, 23, 33]. Im computertomographischen Bild überwiegen beim ARDS die Dichteanhebungen in den dorsalen lageabhängigen Lungenpartien [29, 33]. Eine Präferenz der ventralen Lungenabschnitte ist selten [20]. Bei unklarer Bettthoraxaufnahme eines Intensivpatienten kann die Computertomographie die Verdachtsdiagnose eines Lungenabszesses oder eines Pleuraempyems erhärten [28, 33]. Ferner wird bei gekammerter pleuraler Flüssigkeitsansammlung ein günstiger Zugangsweg für die perkutane Punktion festgelegt.

In einer Studie von Stark et al. [28] wurden mittels der Schnittbildgebung unerwartet häufig bei 57% der Patienten zystische Strukturen verschiedenen Umfanges entdeckt. Ein besonderes, auf den Nativaufnahmen nicht gewürdigtes Verteilungsmuster stellt dabei die kleinzystische Transformation der verdichteten Lungenareale dar [28]. Diese entspricht wahrscheinlich einer Kombination von interstitiellem Lungenemphysem und ischämischer Destruktion. Damit kann das Patientenkollektiv, welches für die Komplikation eines Pneumothorax prädisponiert ist, abgegrenzt werden [28]. Zusatzinformationen durch die Computertomographie gegenüber der Thoraxliegendaufnahme konnten in obiger Studie bei 15 von 28 Patienten gewonnen werden, bei 5 Patienten ergaben sich hieraus therapeutische Konsequenzen [28].

Angiographie

Die Angiographie stellt heute bei der Diagnostik des ARDS keine Indikation dar.

Publikationen im angelsächsischen Schrifttum bezüglich der Angiographie beschrieben als technisches Vorgehen die „ballon occlusion pulmonary angiography“ [8, 9, 18]. Der Pulmonaliskatheter flottiert in eine Lappen- oder Segmentarterie. Die periphere Katheterlage wird durch Druckmessung bestätigt. Kontrastiert werden meist eine, höchstens zwei Segmentarterien. Gewöhnlich wird der Katheter in die rechte Mittellappenarterie plaziert. Mittels eines Ballons an der Katheterspitze bleibt der Katheter fixiert, der Blutzufluß sistiert kurzzeitig. Nach mechanischer Injektion von 15 bis 20 ml Kontrastmittel wird das Angiogramm mit einem portablen Röntgengerät angefertigt. Morphologische oder hämodynamische Schädigungen durch die Angiographie werden verneint.

Angiographische Befunde beim ARDS sind der intraluminäre Füllungsdefekt, die fehlende Kontrastierung kleiner arterieller Seitenäste, Gefäßdeformierung und eine veränderte mikrovaskuläre Hintergrundanfärbung. Pathologische Befunde sollen in den peripheren Arterien bis 0,5 mm Durchmesser zu identifizieren sein.

Pulmonal-arterielle Füllungsdefekte können bei nahezu der Hälfte der Patienten im Frühstadium eines schweren ARDS diagnostiziert werden. Korreliert ist ein pathologischer angiographischer Befund mit erhöhtem pulmonal-arteriellem Druck, einer erhöhten Mortalität von über 90% und gehäuftem Auftreten einer disseminierten intravasalen Gerinnung [3, 8, 9].

Aspekte im Kindesalter

In der Pädiatrie ist der Begriff der Schocklunge im Sinne eines ARDS generell nicht sehr geläufig, sein radiologisches Erscheinungsbild entspricht dem des Erwachsenenalters [5, 12, 19, 25].

Eine Ausnahme stellt das Früh- und Neugeborene dar, bei dem unter der Bezeichnung Respiratory Distress Syndrome (RDS) verschiedene Krankheitsentitäten zusammengefaßt werden. Hier sind das Hyaline-Membranen-Syndrom (HMD), die auf einer unvollständigen Clearance von Fruchtwasser beruhende „Wet Lung", die pulmonale Beteiligung beim early-onset-Typ der B-Streptokokken-Sepsis und das Mekonium-Aspirations-Syndrom zu nennen [21, 34].

Obwohl das HMD in seiner Pathogenese durch den primären Surfactant-Mangel vom ARDS zu unterscheiden ist, bietet die diffuse, alle Lungenabschnitte gleichmäßig betreffende Minderbelüftung in Kombination mit einem retikulogranulären Verschattungsmuster oder homogenen alveolären Verdichtungen radiologisch ein ähnliches Bild.

Der „Wet Lung" entspricht radiologisch ein diffuses bilaterales alveoläres Ödem mit begleitender Überblähung. Nur kurzzeitig entsteht während der Infiltratrückbildung ein dem HMD ähnliches retikuläres oder miliares Verschattungsmuster [32].

Die Infiltrate bei einer Pneumonie oder Mekonium-Aspiration tendieren zu einer asymmetrischen Verteilung, die eher mit Zeichen der Lungenüberblähung einhergeht.

Differentialdiagnose

In der radiologischen Latenzperiode der ersten 12 bis 24 Stunden sind die fulminante Lungenembolie, die akute Tracheobronchoobstruktion, wie Epiglottitis oder Asthma bronchiale, und die zentralnervöse oder muskuläre Hypoventilation wichtige Differentialdiagnosen [8, 9].

Bei flächenhaften Infiltraten müssen das kardiogene Lungenödem, die bilaterale Pneumonie und die Fettembolie in Erwägung gezogen werden [7].

Das kardiogene Lungenödem kann ein identisches röntgenologisches Bild hervorrufen, obwohl die pulmonale Beteiligung selten so ausgedehnt und uniform wie beim ARDS ist. In schweren Fällen gelingt die Differenzierung durch die adäquate Therapie der kardialen Dekompensation.

Die Unterscheidung vom Lungenödem durch Aspiration flüssigen Mageninhaltes (Mendelson-Syndrom) kann gewöhnlich durch das unmittelbare Auftreten nach Aspiration getroffen werden im Gegensatz zu der mehrstündigen Verzögerung beim ARDS.

Ähnlich treten Ödem und Einblutung bei der massiven Lungenkontusion früher in Erscheinung und bilden sich rascher zurück.

Die beidseitige Pneumonie und die traumatische Fettembolie können in der Abgrenzung gegen das ARDS allein aufgrund der Bildmorphologie große Schwierigkeiten bereiten. Hier helfen vor allem klinische Daten. Die Verringerung des Lungenvolumens beim ARDS wird als hilfreich zur Differenzierung gegen die bilaterale Pneumonie angeführt [6].

Literatur

[1] Alberts, W. M., G. R. Priest, K. M. Moser: The outlook for survivors of ARDS. Chest *84* (1983) 272–274.

[2] Altman, A. R., T. H. Johnson: Roentgenographic findings: PEEP therapy, indicators of pulmonary complications. JAMA *242* (1979) 727–730.

[3] Carvalho, A., R. Greene, C. Boggis et al.: Intravascular coagulation (IVC) with fibrinolysis in patients with acute respiratory failure (ARF) and angiographic pulmonary vascular occlusion (abstr.). Am Rev Respir Dis *125* (suppl.) (1982) 93.

[4] Dyck, D. R., C. J. Zylak: Acute respiratory distress in adults. Radiology *106* (1973) 497–501.

[5] Effmann, E. L., D. F. Merten, D. R. Kirks et al.: Adult respiratory distress syndrome in children. Radiology *157* (1985) 69–74.

[6] Esteban, A., P. Fernandez-Segoviano, S. Oliete et al.: Radiographic findings for the adult respiratory distress syndrome in patients with peritonitis. Crit Care Med *11* (1983) 880–882.

[7] Fraser, R. G., J. A. P. Paré: Diagnosis of diseases of the chest. Vol. II, pp. 1287–1293. W. B. Saunders Comp., Philadelphia 1978.

[8] Greene, R.: Adult respiratory distress syndrome: acute alveolar damage. Radiology *163* (1987) 57–66.

[9] Greene, R., H. Jantsch, C. Boggis et al.: Respiratory distress syndrome with new considerations. Radiol Clin North Am *21* (1983) 699–708.

[10] Greene, R., W. M. Zapol, M. T. Snider et al.: Early bedside detection of pulmonary vascular occlusion during acute respiratory failure. Am Rev Respir Dis *124* (1981) 593–601.

[11] Heffner, J. E., G. W. Silvers, T. L. Petty: Diagnosis of adult respiratory distress syndrome associated with underlying severe emphysema. Arch Intern Med *141* (1981) 1684–1685.

[12] Holbrook, P. R., G. Taylor, M. M. Pollack et al.: Adult respiratory distress syndrome in children. Pediatr Clin North Am *27* (1980) 677–685.

[13] Joffe, N.: The adult respiratory distress syndrome. AJR *122* (1974) 719–732.

[14] Johnson, T. H., A. R. Altman: Pulmonary interstitial gas: first sign of barotrauma due to PEEP therapy. Crit Care Med *7* (1979) 532–535.

[15] Johnson, T. H., A. R. Altman, R. D. McCaffree: Radiologic considerations in the adult respiratory distress syndrome treated with positive end expiratory pressure (PEEP). Clin Chest Med *3* (1982) 89–100.

[16] Johnson, T. H., T. C. Tytle, R. E. Cooke: Adult respiratory distress syndrome: radiologic manifestations and course. South Med J *77* (1984) 1136–1138.

[17] Kauffmann, G. W., W. Vogel, K.-H. Rühle et al.: Verlaufsbeobachtungen bei überlebter Schocklunge (ARDS). Korrelation von Radiologie und Lungenfunktion. RöFo *138* (1983) 292–295.

[18] Lawler, P. G.: Pulmonary occlusion (wedge) angiography in adult respiratory distress syndrome. Anaesthesia *41* (1986) 605–610.

[19] Lyrene, R. K., W. E. Truog: Adult respiratory distress syndrome in a pediatric intensive care unit: predisposing conditions, clinical course, and outcome. Pediatrics *67* (1981) 790–795.

[20] Maunder, R. J., W. P. Shuman, J. W. McHugh et al.: Preservation of normal lung regions in the adult respiratory distress syndrome. Analysis by Computed Tomography. JAMA *255* (1986) 2463–2465.

[21] Morley, C. J.: The respiratory distress syndrome. In: N. R. C. Roberton: Textbook of Neonatology, pp. 274–311. Churchill Livingstone, Edinburgh–London–Melbourne–New York 1986.

[22] Naidich, D. P., N. Ettinger, B. S. Leitmann et al.: CT of lobar collapse. Semin Roentgenol *19* (1984) 222–235.

[23] Naidich, D. P., D. I. McCauley, N. F. Khouri et al.: Computed Tomography of lobar collapse: 2. collapse in the absence of endobronchial obstruction. J Comput Assist Tomogr *7* (1983) 758–767.

[24] Ostendorf, P., H. Birzle, W. Vogel et al.: Pulmonary radiographic abnormalities in shock. Roentgenclinical-pathological correlation. Radiology *115* (1975) 257–263.

[25] Pfenninger, J., A. Gerber, H. Tschäppeler et al.: Adult respiratory distress syndrome in children. J Pediatr *101* (1982) 352–357.

[26] Pinet, F., A. Tabib, A. Clermont et al.: Post-traumatic-shock lung: postmortem microangiographic and pathologic correlation. AJR *139* (1982) 449–454.

[27] Quinn, D. A., A. C. Carvalho, E. Geller et al.: 99^{m} Tc-Fibrinogen Scanning in adult respiratory distress syndrome. Am Rev Resp Dis *135* (1987) 100–106.

[28] Stark, P., R. Greene, M. M. Kott et al.: CT-findings in ARDS. Radiologe *27* (1987) 367–369.

[29] Rommelsheim, K., K. Lackner, P. Westhofen et al.: Das respiratorische Distress-Syndrom des Erwachsenen (ARDS) im Computertomogramm. Anästh Intensivther Notfallmed *18* (1983) 59–64.

[30] Wegenius, G., U. Erikson, T. Borg et al.: Value of chest radiography in adult respiratory distress syndrome. Acta Radiol Diagn *25* (1984) 177–184.

[31] Wegenius, G., J. Modig: Determinants of early adult respiratory distress syndrome with special reference to chest radiography. A retrospective analysis of 220 patients with major skeletal injuries. Acta Radiol Diagn *26* (1985) 649–657.

[32] Wesenberg, R. L.: The newborn chest. Harper & Row, Publishers. Hagerstown/Maryland – New York – Evanston – San Francisco – London 1973.
[33] Wolff, P., F. Schweden, K. Klose et al.: Die thorakale Computertomographie bei Intensivpatienten. RöFo *146* (1987) 646 – 653.
[34] Vyas, H., A. D. Milner: Other respiratory diseases in the neonate. In: N. R. C. Roberton (ed.): Textbook of Neonatology, pp. 312 – 339. Churchill Livingstone, Edinburgh – London – Melbourne – New York 1986.

Akutes Lungenversagen: heutige Techniken der Beatmungsbehandlung

P. Neidhart, P. M. Suter

Einleitung

So verschiedene Krankheitsbilder wie Sepsis, Pankreatitis, Pneumonie, Mehrfachverletzungen, massive Bluttransfusionen oder Schädel-Hirntrauma können zu einem akuten Lungenversagen vom Typ ARDS (Adult Respiratory Distress Syndrome) führen. Es handelt sich dabei nicht um ein selbständiges Krankheitsbild, sondern immer um eine Folgeerscheinung eines dieser schweren Grundleiden. In den letzten Jahren wurden enorme Fortschritte erzielt, die dem Kliniker erlauben, die pathophysiologischen Mechanismen, die zum Gasaustauschversagen führen können, besser zu verstehen. Trotzdem haben wir aber immer noch kein sicher wirksames Mittel zur Hand, um das Auftreten eines akuten Lungenversagens zu verhindern. Deshalb sind wir immer wieder mit Patienten konfrontiert, deren Lungenfunktion so schwer gestört ist, daß eine adäquate Sauerstoffversorgung des Organismus nicht mehr gewährleistet ist. Die Beatmungsbehandlung hat das Ziel, diesen ungenügenden pulmonalen Gasaustausch zu verbessern. Dabei sollen aber, entsprechend des vorliegenden respiratorischen Problems und des funktionellen Zustandes anderer Organe, spezifische Techniken der Beatmung angewendet werden, um einerseits eine gute Lungenfunktion zu erzielen, ohne andererseits die Funktion anderer Organe negativ zu beeinflussen. Unter diesen Gesichtspunkten sollen im Folgenden die wichtigsten der heute angewandten Formen der Beatmungstherapie besprochen werden.

Sauerstofftherapie und kontinuierlich positiver Atemwegsdruck (CPAP)

In der frühen Phase des akuten Lungenversagens ist viel häufiger die Sauerstoffaufnahme und nicht die CO_2-Abgabe gestört. Deshalb sollte der erste Schritt in der Beatmungstherapie eines akuten Lungenversagens darauf aus-

Praktische Notfallmedizin 3

gerichtet sein, die arterielle Sauerstoffkonzentration zu erhöhen. Dies kann häufig sehr einfach durch eine Erhöhung der Sauerstoffkonzentration in der Einatemluft des Patienten erreicht werden. Dabei soll die mit Sauerstoff angereicherte Luft dem Patienten durch eine einfache, gut sitzende Gesichtsmaske und nicht mittels eines offenen Systems verabreicht werden. Bei gewissen Sauerstoffmasken läßt sich die inspiratorische Sauerstoffkonzentration mit Hilfe der Sauerstofflußmenge regulieren. Trotzdem gibt es aber keine Methode, die inspiratorische Sauerstoffkonzentration bei solchen Masken genau einzustellen, und damit wohl auch keine Methode, die kontinuierliche Verabreichung einer zu hohen Sauerstoffkonzentration zu vermeiden. Dies ist aber nicht ungefährlich [7], denn abgesehen von irreversiblen morphologischen Veränderungen in der Lunge, die möglicherweise erst nach Tagen hoher Sauerstoff-Verabreichung auftreten, kann eine kurzfristige Sauerstofftherapie zu erhöhtem Shuntfluß und Atelektasenbildung führen [31]. Dem Patienten soll also gerade so viel Sauerstoff zugeführt werden, wie er braucht, und es soll – unabhängig von der gewählten Beatmungstherapie – vermieden werden, für längere Zeit potentiell toxische Sauerstoffkonzentrationen zu verwenden.

Häufig kann auch beim spontan atmenden Patienten der Gasaustausch dadurch verbessert werden, daß man ihn gegen einen Widerstand ausatmen läßt. Wird mit Hilfe einer entsprechenden Einrichtung (Abb. 1) auch während

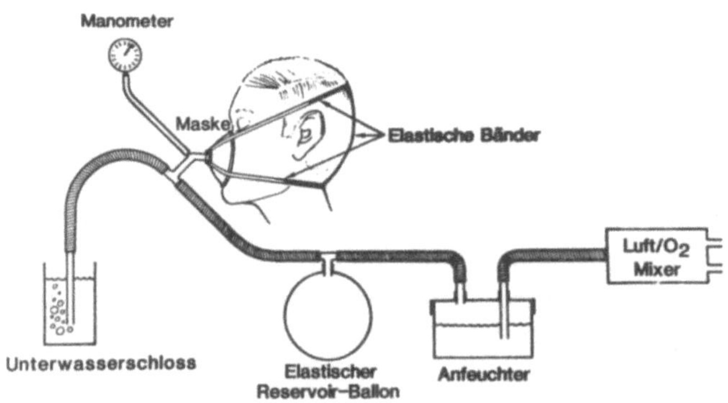

Abb. 1 Offenes System für Masken-CPAP

des Inspiriums ein positiver Druck in den Luftwegen unterhalten, so sprechen wir von kontinuierlich positivem Atemwegsdruck (CPAP), eine Therapiemodalität, die sich sehr großer Beliebtheit erfreut. Diese Methode verbessert den Gasaustausch besonders in den Stadien des akuten Lungenversagens, in denen eine ausgeprägte Kollapstendenz peripherer Atemwege und Alveolen vorherrscht. Ihre Anwendung setzt aber eine intakte Funktion der Atemzentren und erhaltene spontane Atembewegungen voraus.

Da die Anwendung von CPAP, im Gegensatz zu anderen Beatmungsverfahren, die während eines spontanen Atemzyklus auftretenden intrapleuralen Drucke nur quantitativ und nicht qualitativ beeinflußt (Abb. 2), kann von

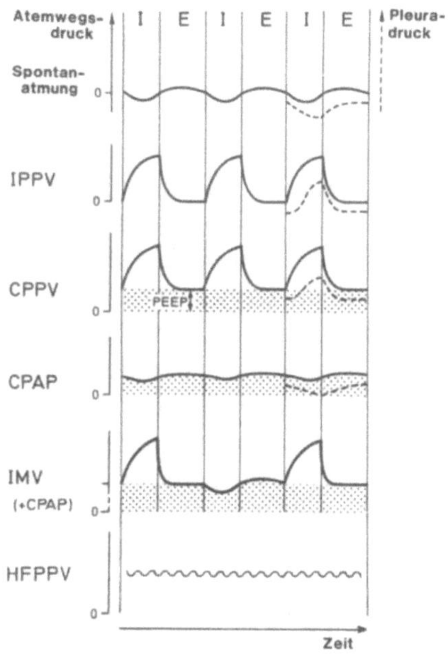

Abb. 2 Atemwegdruck und Pleuradruck bei verschiedenen Modi der Spontanatmung und maschineller Beatmung, aufgetragen gegen die Zeit

dieser Therapiemodalität, obschon auch sie zu einem Anstieg des transpulmonalen Drucks führt, eine nur geringe Beeinflussung des Herzkreislaufsystems erwartet werden. Ein weiterer Vorteil dieser Therapie liegt darin, daß sie auch beim nicht intubierten Patienten angewendet werden kann, vorausgesetzt, daß diesem eine Atemmaske dicht aufgesetzt wird. Allerdings soll in diesem Fall CPAP nur intermittierend, z. B. 20–30 Minuten pro Stunde, angewendet werden. Auch bei nur intermittierender Anwendung kann mit CPAP in der kritischen frühen Phase eines akuten Lungenversagens eine entscheidende Verbesserung des Gasaustausches sowie der Lungenmechanik erreicht und somit eine weitere Eskalation der Beatmungsbehandlung vermieden werden [6, 11, 32]. Es ist aber sehr unwahrscheinlich, daß auch bei frühzeitiger Anwendung eines positiven Atemwegdrucks die Entwicklung des schweren akuten Lungenversagens verhindert werden kann [18], wie dies von gewissen Autoren [27, 33] auf Grund ihrer Untersuchungsergebnisse postuliert wurde.

Maschinelle Ventilation (MV) und intermittierende maschinelle Ventilation (IMV)

Die *maschinelle Ventilation* durch eine periodische Insufflation der Lungen eines Patienten mit einem vorgegebenen Atemzugsvolumen ist eine der ältesten Beatmungsbehandlungen. Sie hatte und hat heute noch ihren Platz vor allem in der Behandlung von Patienten mit einer respiratorischen Insuffizienz in Folge einer zentralen oder neuromuskulären Erkrankung. Im Rahmen der Beatmungsbehandlung beim akuten Lungenversagen ist dieses Beatmungsmuster nur indiziert in einem sehr fortgeschrittenen Stadium der Erkrankung, wenn die interstitielle Fibrose und/oder die Konsolidierung des Lungenparenchyms Hauptursache für die in diesem Erkrankungsstadium immer sehr schlechte Lungencompliance ist. Der Nachteil der kontrollierten MV liegt darin, daß die Atemfrequenz und das Atemzugvolumen dem Patienten diktiert werden. Wird dieser nicht ausreichend sediert oder relaxiert, besteht die Gefahr, daß er asynchron zum Ventilator zu atmen versucht. Dies kann leicht zu einer Hypo- oder Hyperventilation führen, oder die inspiratorischen Druckwerte in den Luftwegen so erhöhen, daß daraus eine erhebliche Gefahr eines Barotraumas oder unerwünschter Nebenwirkungen auf das kardiovaskuläre System resultiert.

Mit Hilfe der *intermittierenden maschinellen Ventilation* (IMV) können diese Gefahren weitgehend vermieden werden. IMV ist nichts anderes als eine Kombination von maschineller Ventilation und Spontanatmung des Patienten [9] und wurde ursprünglich eingeführt, um dem Patienten das Entwöhnen von der kontinuierlichen maschinellen Beatmung zu erleichtern. Bei dieser Beatmungsmodalität wird der Patient mit einem Atemzugvolumen von 10–15 ml/kg und der gewählten Frequenz maschinell beatmet, hat aber die Möglichkeit, zwischen den vom Ventilator geleisteten Atemzügen spontan zu atmen. Werden die vom Ventilator gelieferten Atemzüge durch einen Einatemzug des Patienten ausgelöst, so spricht man von synchronisierter intermittierender maschineller Beatmung (SIMV). In beiden Fällen wird die Frequenz des Ventilators möglichst tief gewählt, aber doch genügend hoch, um eine respiratorische Azidose zu vermeiden. Die arterielle Oxygenierung hingegen wird mit Hilfe der inspiratorischen Sauerstoffkonzentration und/oder des endexpiratorischen Drucks geregelt. Die Flexibilität der (S)IMV gegenüber der kontrollierten kontinuierlichen maschinellen Beatmung (CMV) bringt dem Patienten eine nicht geringe Zahl von Vorteilen:

1. Muskelrelaxantien werden nicht gebraucht, und die Sedierung des Patienten kann mehr für seinen Komfort als nach der Einstellung des Beatmungsgeräts ausgerichtet werden.

2. Die Nebenwirkungen auf das kardiovaskuläre System scheinen geringer zu sein [8], wohl darum, weil pro Zeiteinheit weniger häufig eine Insufflation der Lunge mit entsprechender positiver intrathorakaler Druckspitze erfolgt.
3. Aus dem gleichen Grund könnte die Häufigkeit von beatmungsbedingten Barotraumen reduziert sein und
4. gewisse Patienten tolerieren unter IMV höhere PEEP-Werte als unter CMV [16].
5. Da der Ventilator nur gerade den Anteil an der alveolären Ventilation liefert, den der Patient nicht leisten könnte, ohne sich zunehmend zu erschöpfen, ist es denkbar, daß die Atemmuskulatur nicht nur weniger rasch ermüdet, sondern auch weniger rasch atrophiert. Allerdings zeigten Schachter et al. [26] in einer kontrollierten Studie, daß weder die Dauer der Beatmungsbehandlung noch die Dauer der Entwöhnungsperiode durch IMV verkürzt werden konnte.

Bei der Anwendung von IMV müssen zwei Punkte ganz besonders beachtet werden:

1. Veränderungen des vom Patienten geleisteten Anteils an der alveolären Ventilation müssen rechtzeitig diagnostiziert und entsprechend behandelt werden, um eine Hypoventilation zu vermeiden.
2. Bei Patienten mit schlechter Compliance und verminderter funktioneller Residualkapazität besteht die Gefahr, daß die zu leistende Atemarbeit unverhältnismäßig hoch ausfällt und der Patient deshalb auf Grund einer zunehmenden Ermüdung seinen Anteil an der alveolären Ventilation vermindert und eine zunehmende respiratorische Azidose eintritt. Deshalb ist es zu empfehlen, bei dieser Beatmungsmodalität die Compliance und die funktionelle Residualkapazität (FRK) mit Hilfe eines PEEP zu verbessern und so die Atemarbeit zu verringern [15].

PEEP

Eine sehr wirksame Methode, die arterielle Oxygenierung bei einem Patienten mit einem akuten Lungenversagen zu verbessern, ist die Applikation eines positiven endexspiratorischen Druckes (PEEP). Die frühe Phase eines akuten Lungenversagens ist charakterisiert durch eine vermehrte Flüssigkeitsansammlung im Lungeninterstitium (interstitielles Lungenödem [22]). Diese verhindert oder vermindert die normale, in der Inspiration erfolgende Belüftung der Lungenalveolen und verändert die elastischen Eigenschaften des Lungengewebes. Es kommt zu einer Verminderung der Lungencompliance, zu einer

Einschränkung der für den Gasaustausch zur Verfügung stehenden Oberfläche [12] und damit zu einer erhöhten Tendenz eines alveolären Kollapses während eines normalen Atemzyklus [25, 29]. Indem der Druck in den Luftwegen während des ganzen Atemzyklus über atmosphärischen Werten gehalten wird, können solche zu Kollaps neigende Alveolen für den Gasaustausch rekrutiert werden. PEEP erhöht damit die im akuten Lungenversagen immer verminderte funktionelle Residualkapazität [10] und vergrößert damit die am Gasaustausch beteiligte Lungenoberfläche, was in der Regel zu einer Verbesserung des Ventilations-Perfusions-Verhältnisses führt [21] und somit den arteriellen Sauerstoffpartialdruck erhöht. PEEP ist daher dann indiziert, wenn eine reduzierte funktionelle Residualkapazität und/oder der Verschluß von peripheren Luftwegen und Alveolen Hauptursache des ungenügenden Gasaustausches sind.

Die Verbesserung der Sauerstoffversorgung der vitalen Organe — und schließlich ist dies ja das primäre Anliegen bei jeder Beatmungstherapie — hängt nicht nur von einer ausreichenden Sauerstoffaufnahme in der Lunge ab, sondern auch von einem adäquaten Sauerstofftransport. Diese Funktion wird vom Herz-Kreislaufsystem ausgeführt. Die Applikation eines PEEP, und dies ganz besonders in Kombination mit einer (C)MV, beeinflußt, je nach Patient respektive vorliegender Pathologie, mehr oder weniger ausgeprägt die Herzfunktion und den Kreislauf. Der unter PEEP häufig beobachtete Abfall des Herzzeitvolumens ist die Folge eines komplexen Zusammenspiels verschiedener pathophysiologischer Faktoren:

1. Der Anstieg des intrathorakalen Druckes führt zu einer Reduktion des venösen Rückflusses und somit zu einer Verminderung der rechtsventrikulären Vorlast [20].
2. Der Anstieg des Druckes in der Lunge [23] sowie der dem akuten Lungenversagen zugrundeliegende pathophysiologische Prozeß führen zu einem Anstieg des pulmonalen vaskulären Widerstands und somit zu einem Anstieg der rechtsventrikulären Nachlast. Diese beiden Mechanismen führen
3. zu einer Abnahme des rechtsventrikulären [4] und, weil die beiden Herzkammern in Serie geschaltet sind, auch
4. zu einer Abnahme des linksventrikulären Schlagvolumens [14].

Keinen Einfluß scheint PEEP-Beatmung auf die Kontraktilität des gesunden Herzmuskels auszuüben, hingegen vermindert diese Beatmungstechnik den reflektorisch bedingten Anstieg der Herzfrequenz auf einen Abfall des Herzschlagvolumens [5, 17].

Es kann aber nicht genügend betont werden, daß die Gewichtigkeit dieser einzelnen Faktoren auf die globalen Veränderungen im Herz-Kreislaufsystem nicht nur von der Höhe des PEEP-Wertes und von dem damit angewandten Beatmungsmodus (Spontanatmung, IMV, CMV), sondern auch von der vorbestehenden Pathologie von Lunge und Kreislauf eines gegebenen Patienten abhängt. Deshalb soll bei der Anwendung von PEEP der günstige therapeutische Effekt sorgfältig gegen die ungünstigen Nebenwirkungen titriert werden:

> Die Höhe des PEEP soll so gewählt werden, daß eine ausreichende Oxygenierung des arteriellen Blutes resultiert, mit einer inspiratorischen Sauerstoffkonzentration von unter 50%, daß aber gleichzeitig der Abfall des Herzzeitvolumens so gering ausfällt, daß die Sauerstofftransportkapazität nicht beeinträchtigt ist. Wenn trotz der Wahl eines „optimalen“ PEEP dessen Auswirkungen auf das kardiovaskuläre System zu ausgeprägt sind, muß mit geeigneten therapeutischen Maßnahmen, z. B. Volumenzufuhr [20] oder vasoaktiven Substanzen [13, 19], oder einer Kombination der beiden, die Herzleistung verbessert werden.

Neuere Techniken der Beatmungsbehandlung

Ventilation mit umgekehrtem Inspirations-Exspirationsverhältnis

Bei diesem Beatmungstyp wird der Respirator so eingestellt, daß die Inspirationsphase zeitlich länger ist als die Exspirationszeit. Dies verbessert den pulmonalen Gasaustausch, obschon die maximalen Inspirationsdrucke weniger hoch sind als mit der konventionellen Beatmung [1, 2]. Allerdings wird dieses Beatmungsmuster vom Patienten meist schlecht toleriert, und auch die Auswirkungen auf das kardiovaskuläre System sind ausgeprägter. Trotzdem kann diese Beatmungsform bei sehr fortgeschrittenem Lungenversagen, das charakterisiert ist durch eine ausgeprägte Lungenkonsolidation, durchaus indiziert sein.

Hochfrequenzventilation (HFV)

Die Ventilation mit einer „unphysiologisch“ hohen Atemfrequenz, die bei entsprechend kleinen Atemzugvolumina von 50–80/min [28] bis zu 600–1800/min [3] gehen kann, und die zur Aufrechterhaltung des Gasaustausches bei operativen Eingriffen an den Luftwegen schon seit über 15 Jahren angewendet wird, hat bei physiologisch orientierten und klinisch tätigen Intensivmedizinern großes Interesse gefunden. Dabei ist der Mechanismus, der den Gasaustausch während dieses Ventilationsmodus gewährleistet, noch nicht ganz geklärt. Immerhin konnte gezeigt werden, daß die CO_2-Elimination eine Funktion des Minutenvolumens und nicht des Atemzugvolumens ist [24], und daß die Oxygenierung in erster Linie vom mittleren intrapulmonalen Druck abhängt. Abgesehen von gewissen Spezialfällen der intraoperativen Beatmung ist die HFV in erster Linie indiziert als Beatmungsmodus bei Patienten mit bronchopleuralen Fisteln. Durch die Verminderung des intrapulmonalen Spitzendrucks ist ein günstiger Einfluß auf das Luftleck zu erwarten.

Schlußfolgerungen

Das Ziel einer Beatmungsbehandlung des akuten Lungenversagens ist die Verbesserung des pulmonalen Gasaustausches, um damit die Sauerstoffversorgung der vitalen Organe zu gewährleisten. Diese hängt jedoch nicht nur von einer ausreichenden Sauerstoffaufnahme in der Lunge ab, sondern auch von einem adäquaten Sauerstofftransport, der vom Herz-Kreislaufsystem geleistet werden muß. Deshalb sollen wir in jedem Fall die Beatmungsbehandlung wählen, die den Gasaustausch verbessert und dabei die Funktion des kardiovaskulären Systems möglichst wenig beeinflußt. Die Herz-Kreislauffunktion wird um so mehr beeinflußt, je höher die intrapleuralen Drucke und je tiefer die intravaskuläre Füllung sind. Deshalb scheint es logisch, wenn immer möglich, auf eine CMV zu verzichten, zugunsten einer Beatmungsbehandlung mit erhaltener Spontanatmung; CPAP oder IMV. Mit dieser therapeutischen Einstellung läßt sich möglicherweise auch das durch die Atemtherapie bedingte Auftreten von Barotraumen der Lunge reduzieren.

Für keine der oben erwähnten Beatmungstherapien konnte bewiesen werden, daß sie mehr als nur eine symptomatische Therapie des akuten Lungenversagens darstellt. Weder die Entwicklung noch das Fortschreiten eines akuten Lungenversagens kann mit einer gewählten Beatmungstherapie verhindert oder verzögert werden. Deshalb ist eine Beatmungsbehandlung immer nur ein Hilfsmittel, die kritische Periode des im akuten Lungenversagens eingeschränkten Gasaustausches zu überbrücken, und sollte nur so lange eingesetzt werden, bis dieser wieder ganz vom Patienten übernommen werden kann.

Literatur

[1] Baker, A. B., P. C. B. Babington, J. E. Colliss et al.: Effects of varying inspiratory flow waveform and time in intermittent positive pressure ventilation. Br J Anaesth *49* (1977) 1207–1237.

[2] Baum, M., H. Benzer, N. Mutz et al.: Inversed ratio ventilation (IRV). Anaesthesist *29* (1980) 592–596.
[3] Butler, W. J., D. J. Bohn, A. C. Bryan et al.: Ventilation by high frequency oscillation in humans. Anesth Analg *59* (1980) 577–584.
[4] Cassidy, S. S., W. L. Eschenbacher, C. H. Robertson et al.: Cardiovascular effects of positive pressure ventilation in normal subjects. J Appl Physiol *47* (1979) 453–461.
[5] Cassidy, S. S., W. L. Eschenbacher, R. L. Johnson: Reflex cardiovascular depression during unilateral lung hyperinflation in the dog. J Clin Invest *64* (1977) 620–626.
[6] Covelli, H. D., B. J. Weled, J. F. Beekman: Efficacy of continuous positive airway pressure administered by face mask. Chest *81* (1982) 147–150.
[7] Deneke, S. M., B. L. Farnburg: Normobaric oxygen toxicity to the lung. N Engl J Med *303* (1980) 76–86.
[8] Downs, J. B., M. E. Douglas, P. M. Sanfelipo et al.: Ventilatory pattern, intrapleural pressure and cardiac output. Anesth Analg *56* (1977) 88–96.
[9] Downs, J. B., E. F. Klein, D. Desautels et al.: Intermittent mandatory ventilation: a new approach to weaning patient from mechanical ventilation. Chest *64* (1973) 331–335.
[10] Falke, K. J., H. Pontoppidan, A. Kumar et al.: Ventilation with end-expiratory pressure in acute lung disease. J Clin Invest *51* (1972) 2315–2323.
[11] Greenbaum, D. M., J. E. Millen, B. Eross et al.: Continuous positive airway pressure without tracheal intubation in spontaneously breathing patients. Chest *69* (1976) 615–619.
[12] Grossman, R., F. J. G. Jones, J. F. Murray: Effects of oleic acid-induced pulmonary edema on lung mechanics. J Appl Physiol *48* (1980) 1045–1051.
[13] Hemmer, M., P. M. Suter: Treatment of cardiac and renal effects of PEEP with dopamine in patients with acute respiratory failure. Anesthesiology *50* (1979) 399–403.
[14] Jardin, F., J. C. Farcot, L. Boisante et al.: Influence of positive end-expiratory pressure on left ventricular performance. N Engl J Med *304* (1981) 387–392.
[15] Kirby, R. R.: Respiratory „fine tuning": PEEP, CPAP, IMV, Etc. ASA Annual Refresher Course 103 B, 1978.
[16] Kirby, R. R., J. B. Downs, J. M. Civetta et al.: High level positive end-expiratory pressure (PEEP) in acute respiratory insufficiency. Chest *67* (1975) 156–163.
[17] Marini, J. J., B. H. Culver, J. Butler: Compensatory circulatory response to positive end-expiratory pressure. Am Rev Respir Dis *127* (1983) (abstr.) 31.
[18] Pepe, P. E., L. D. Hudson, C. J. Carrico: Early application of positive end-expiratory pressure in patients at risk for the adult respiratory distress syndrome. N Engl J Med *311* (1984) 281–286.
[19] Prewitt, R. M., J. McCarthy, L. D. H. Wood: Treatment of acute low pressure pulmonary edema in dogs: relative effects of hydrostatic and oncotic pressure, nitroprusside and positive end-expiratory pressure. J Clin Invest *67* (1981) 409–418.
[20] Qvist, J., H. Pontoppidan, R. S. Wilson et al.: Hemodynamic response to mechanical ventilation with PEEP: the effects of hypervolemia. Anesthesiology *42* (1975) 45–55.
[21] Ralph, D. D., H. T. Robertson, J. Weaver et al.: Distribution of ventilation and perfusion during positive end-expiratory pressure in the adult respiratory distress syndrome. Am Rev Respir Dis *131* (1985) 54–60.
[22] Rinaldo, J. E., R. M. Rogers: Adult respiratory distress syndrome. Changing concepts of lung injury and repair. N Engl J Med *306* (1982) 900–909.
[23] Roos, A., L. J. Thomas Jr, E. L. Nagel: Pulmonary vascular resistance as determined by lung inflation and vascular pressures. J Appl Physiol *16* (1961) 77–84.
[24] Rossing, T. H., A. S. Slutsky, J. Leks et al.: Tidal volume and frequency dependance of carbon dioxide elimination by high-frequency ventilation. N Engl J Med *305* (1981) 1395–1399.

[25] Salmon, R. B., F. P. Primiano Jr, G. M. Saidel et al.: Human lung pressure-volume relationships: alveolar collapse and airway closure. J Appl Physiol *51* (1981) 353–362.

[26] Schachter, E. N., D. Tucker, G. J. Beck: Does intermittent mandatory ventilation accelerate weaning? JAMA *246* (1981) 1210–1212.

[27] Schmidt, G. B., W. W. O'Neil, K. Kotb et al.: Continuous positive airway pressure in prophylaxis of adult respiratory distress syndrome. Surg Gynecol Obstet *143* (1978) 613–618.

[28] Sjöstrand, U.: High frequency positive-pressure ventilation (HFPPV): a review. Crit Care Med *8* (1980) 354–364.

[29] Slutsky, A. S., S. M. Scharf, R. Brown et al.: The effect of oleic acid-induced pulmonary edema on pulmonary and chest wall mechanics in dogs. Am Rev Respir Dis *121* (1980) 91–96.

[30] Suter, P. M., H. B. Fairley, M. D. Isenberg: Effect of tidal volume and positive end-expiratory pressure on compliance during mechanical ventilation. Chest *73* (1978) 158–162.

[31] Suter, P. M., H. B. Fairley, R. M. Schlobohm: Shunt, lung volume and perfusion during short periods of ventilation with oxygen. Anesthesiology *43* (1975) 617–627.

[32] Venus, B., H. K. Jacobs, L. Lim: Treatment of the adult respiratory distress syndrome with continuous positive airway pressure. Chest *76* (1979) 257–261.

[33] Weigelt, J. A., R. A. Mitchell, W. H. Snyder III: Early positive end-expiratory pressure in the adult respiratory distress syndrome. Arch Surg *114* (1979) 497–501.

Die Kortisonbehandlung der Schocklunge

A. N. Laggner

Das Lungenödem, das durch eine Permeabilitätsstörung der pulmonalen Endstrombahn ausgelöst wird, wird als nichtkardiogenes Lungenödem bezeichnet. Diese Bezeichnung ist günstig, weil sie eine klare Abgrenzung vom kardiogenen oder hydrostatischen Lungenödem erlaubt, was für die unterschiedliche Therapie der beiden Ödemformen wichtig ist [8]. Das nichtkardiogene Lungenödem kann im Rahmen verschiedener prädisponierender Erkrankungen auftreten. So war es im eigenen Krankengut bei Sepsis, Pneumonie, Leberversagen, Verbrauchskoagulopathie, Intoxikationen und akuter Pankreatitis zu beobachten, wobei allerdings bei rund ¾ der Patienten mehrere prädisponierende Faktoren vorhanden waren [10]. Für das nichtkardiogene Lungenödem werden eine Reihe von Synonyma gebraucht, die einen Bezug zur Ätiologie (Schocklunge, Da Nang Lung, pump lung, Transfusionslunge), zu anderen Organversagen (akutes Lungenversagen) oder zur klinischen Symptomatik (adult respiratory distress syndrome, ARDS) herstellen [9].

Die Permeabilität der pulmonalen Endstrombahn kann durch primäre oder sekundäre Läsionen gestört werden [13]. Primäre Läsionen verursachen Ölsäure, Salzsäure und Gase, während sekundäre Läsionen im Rahmen der erwähnten prädisponierenden Erkrankungen auftreten. Dabei spielen die segmentkernigen neutrophilen Granulozyten, die durch Komplementaktivierung und chemotaktische Faktoren in die Lunge gelockt werden, eine zentrale Rolle. Die Granulozyten setzen lysosomale Enzyme, Sauerstoffradikale und Arachidonsäuremetaboliten frei, die die endotheliale Barriere, interstitielle und alveoläre Strukturen zerstören und so den Übertritt von Plasma aus dem intravaskulären in den extravaskulären Raum ermöglichen, wodurch es zum Anstieg des extravaskulären Lungenwassers (EVLW) kommt. Zusätzlich verstopfen aber auch Leukozyten- und Thrombozytenaggregate die pulmonalen Kapillaren und bedingen so, gemeinsam mit vasoaktiven Substanzen und der hypoxischen Vasokonstriktion, einen Anstieg der Pulmonalisdrucke und des pulmonalvaskulären Widerstandes. Da dabei der pulmonale Mikrovaskulardruck ansteigt, nimmt auch die Flüssigkeitsfiltration durch die zerstörte Basalmembran und das EVLW zu [6]. In Anbetracht dieser schweren Ver-

Praktische Notfallmedizin 3

änderungen ist es nicht verwunderlich, daß das nichtkardiogene Lungenödem ein gefürchtetes Ereignis darstellt, welches trotz modernster Intensivtherapie mit einer Letalität über 60% behaftet ist [2].

Der Einsatz einer hochdosierten Kortisontherapie wird seit über 25 Jahren für die Behandlung des nichtkardiogenen Lungenödems empfohlen [17]. Diese Empfehlungen basieren auf einer Reihe experimenteller Daten, die nachgewiesen haben, daß eine hochdosierte Kortisonbehandlung Basal- und Zellmembranen stabilisiert, die Freisetzung von Mediatoren, lysosomalen Enzymen und Sauerstoffradikalen verhindert, die komplementinduzierte Granulozytenaggregation hemmt, Chemotaxis und Adhäsivität der Granulozyten reduziert, den Arachidonsäuremetabolismus blockiert, die Surfactantproduktion steigert und den pulmonal-vaskulären Widerstand vermindert [1, 12, 15]. Trotz dieser eindrucksvollen Effekte ist aber bislang der Einsatz der hochdosierten Kortisonbehandlung beim nichtkardiogenen Lungenödem keinesfalls gesichert und es ist auch unklar, zu welchem Zeitpunkt die hochdosierte Kortisonbehandlung eingesetzt werden soll.

Prophylaktische hochdosierte Kortisonbehandlung

Während experimentelle Untersuchungen einer hochdosierten Kortisonbehandlung einen prophylaktischen Effekt vor entsprechender Exposition bescheinigen, war die hochdosierte Kortisonbehandlung bei prädisponierten Patienten erfolglos und mit einer Zunahme der Infektionsrate verbunden [1, 12, 18]. Neueste Untersuchungen bestätigen, daß die hochdosierte Kortisonbehandlung auch das Auftreten einer Schocklunge bei Sepsis nicht verhindert und vielmehr die Heilung verzögert und die Mortalität steigert [4].

Kortisonbehandlung bei manifester Schocklunge

Trotz zahlreicher Berichte, die der hochdosierten Kortisonbehandlung bei Patienten mit Schocklunge eine günstige Wirkung zuschreiben, ist ihr Einsatz keinesfalls gesichert [5, 7, 12, 14, 16, 19]. In eigenen Untersuchungen wurde der Einfluß einer hochdosierten Kortisonbehandlung mit Prednisolon-Hemisuccinat auf das extravaskuläre Lungenwasser (EVLW), Hämodynamik und Gasaustausch bei Patienten mit manifestem nichtkardiogenem Lungenödem untersucht [11]. Während in der Prednisolon-Gruppe eine Abnahme des EVLW sowie eine Besserung von Gasaustausch und Hämodynamik zu beobachten war, blieben diese Parameter in der Placebogruppe weitgehend unverändert. Statistisch unterschieden sich Prednisolon- und Placebo-Gruppe jedoch weder zu Beginn noch am Ende der Behandlung. Bei der Interpretation dieser Daten ist jedoch zu berücksichtigen, daß die Patientenzahl zu klein ist, um einen geringen, aber statistisch signifikanten Unterschied zwischen Behandlungsgruppen aufzuzeigen. Außerdem waren beide Gruppen auch hinsichtlich prädisponierender Faktoren unterschiedlich, wenngleich sie in EVLW, Gasaustausch und Hämodynamik recht gut übereinstimmten. Im Ergebnis der gesamten Intensivbehandlung, gemessen an der Letalität, unterschieden sich beide Gruppen ebenfalls nicht. Die Letalität betrug in beiden Gruppen 57%, was den Literaturangaben weitgehend entspricht [2]. Nebenwirkungen der hochdosierten Kortisonbehandlung im Sinne gastro-intestinaler Ulcera und abszedierender Infektionen wurden in dieser Studie nicht beobachtet. Gemessen am EVLW, Hämodynamik und Gasaustausch scheint aber die Prednisolon-Gruppe doch von hochdosierter Kortisonbehandlung profitiert zu haben. So war in der Prednisolon-Gruppe einheitlich eine Abnahme des EVLW zu beobachten, während es in der Placebo-Gruppe bei 3 Patienten deutlich anstieg (Abb. 1). Möglicherweise hätten jene 3 Patienten von einer Prednisolontherapie profitiert. Diese Tatsache zeigt die Problematik der hochdosierten Kortisonbehandlung deutlich auf. Es gibt offenbar Patienten, deren nichtkardiogenes Lungenödem bereits durch eine adäquate Intensivtherapie gebessert wird. Daneben gibt es aber auch Patienten, die von einer hochdosierten Kortisonbehandlung profitieren könnten. Die rechtzeitige Identifikation dieser Patienten anhand z. B. biochemischer Parameter wäre wünschenswert, damit die hochdosierte Kortisonbehandlung gezielt eingesetzt werden kann.

Eine neuere multizentrische Doppelblindstudie an 99 Patienten mit manifester Schocklunge hat im Verlauf von 5 Tagen keine Unterschiede zwischen hochdosierter Kortisonbehandlung und Placebo hinsichtlich PaO_2/PAO_2, Röntgenstadien, Compliance und Pulmonalisdrucken ergeben. Nach 45 Tagen betrug die Mortalität in der Kortisongruppe 60% und in der Placebogruppe 63%. Die Schocklunge hatte sich in der Kortisongruppe zu 36% und in der Placebogruppe zu 39% zurückgebildet. Diese Unterschiede waren statistisch nicht signifikant, ein geringer Behandlungseffekt der hochdosierten Kortisonbehandlung wurde von den Autoren aber nicht ganz ausgeschlossen [3].

Auf Grund dieser Ergebnisse ist die hochdosierte Kortisonbehandlung der Schocklunge heute nicht mehr gerechtfertigt, weil sie keinen gesicherten Effekt auf Lungenfunktion und Überlebensrate aufweist und, zwar nicht immer [3, 11], aber doch oft, die Infektionsrate steigert [4, 18]. Möglicherweise gibt es Patienten mit Schocklunge, die von einer hochdosierten Kortisonbehandlung profitieren könnten. Diese Gruppe sollte aber erst mit biochemischen oder

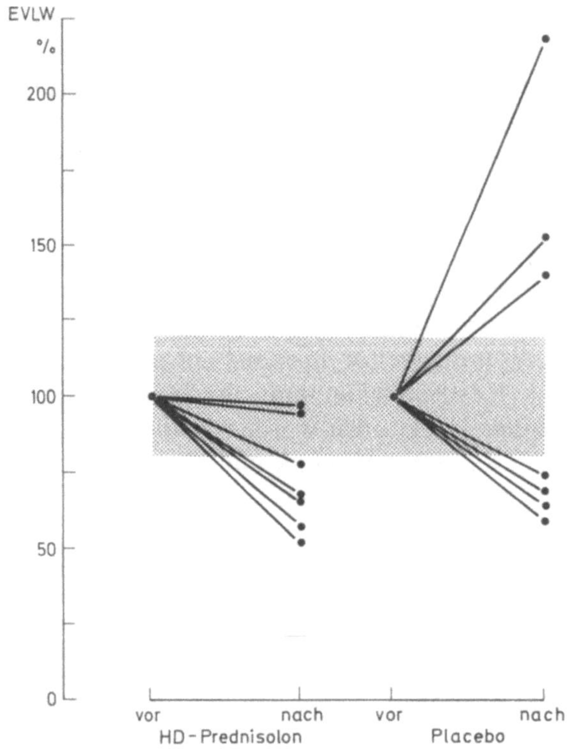

Abb. 1 Extravaskuläres Lungenwasser (EVLW) vor bzw. nach einer 48-stündigen Behandlung mit hochdosiertem Prednisolon (n = 7) bzw. Placebo (n = 7) bei Patienten mit nicht-kardiogenem Lungenödem (EVLW nach der Behandlung als Prozentsatz des EVLW vor der Behandlung; schraffierte Zone .... ± 20%)

klinischen Parametern klar identifizierbar sein, damit die hochdosierte Kortisonbehandlung wieder zur Behandlung der Schocklunge empfohlen werden kann.

Literatur

[1] Barth, J., H. W. Möllmann: Pharmakodynamische Wirkungen von Glukokortikoiden in der Frühphase des ARDS. Intensivbehandlung *10* (1985) 165–172.

[2] Bartlett, R. H., A. H. Morris, H. B. Fairley et al.: A prospective study of acute hypoxic respiratory failure. Chest *89* (1986) 684–689.

[3] Bernard, G. R., J. M. Luce, C. L. Sprung et al.: High-dose corticosteroids in patients with the adult respiratory distress syndrome. New Engl J Med *317* (1987) 1565–1570.

[4] Bone, R. C., C. J. Fisher, T. P. Clemmer et al.: Early methylprednisolone treatment for septic syndrome and the adult respiratory distress syndrome. Chest *92* (1987) 1032–1036.
[5] Bihari, D.: The case for steroids. Intensive Care Med *10* (1984) 113–114.
[6] Brigham, K. L., W. Woolverton, L. Blake et al.: Increased sheep lung vascular permeability caused by Pseudomonas bacteriemia. J Clin Invest *54* (1974) 792–804.
[7] Boldt, J., B. v. Bormann, D. Kling et al.: Der Einfluß von Glucocorticoiden auf das extravasculäre Lungenwasser nach extracorporaler Zirkulation. Anaesthesist *35* (1986) 238–244.
[8] Effros, R. M., G. R. Mason: An end to „ARDS". Chest *89* (1986) 162–163.
[9] Laggner, A.: Hämodynamisch bedingte Lungenveränderungen kritisch kranker Patienten. In: Aktuelle Intensivmedizin 2 (Deutsch, E., et al., Hrsg.), S. 167–177. Schattauer Stuttgart–New York 1985.
[10] Laggner, A., G. Kleinberger, H. Czembirek et al.: Das nichtkardiogene Lungenödem. Acta Med Austriaca *10* (1983) 147–153.
[11] Laggner, A. N., K. Lenz, W. Base et al.: Einfluß von hochdosiertem Prednisolon auf das Lungenwasser bei Patienten mit nichtkardiogenem Lungenödem. Wien Klin Wochenschr *99* (1987) 245–249.
[12] Möllmann, H. W., J. Barth, E. W. Schmidt et al.: Schocklunge (ARDS): Glukokortikoide? Anästh Intensivther Notfallmed *17* (1984) 99–106.
[13] Schlag, G., H. Redl: New aspects of shock lung. Anästh Intensivther Notfallmed *17* (1981) 86–91.
[14] Sibbald, W. J., R. R. Anderson, B. Reid et al.: Alveo-capillary permeability in human septic ARDS. Effect of high-dose corticosteroid therapy. Chest *79* (1981) 133–142.
[15] Sibbald, W. J., A. A. Driedger, R. J. Finley et al.: High-dose corticosteroids in the treatment of pulmonary microvascular injury. Ann NY Acad Sci *384* (1982) 496–516.
[16] Sladen, A.: Methylprednisolone. Pharmacologic doses in shock lung syndrome. J Thorac Cardiovasc Surg *71* (1976) 800–806.
[17] Tilling, W., B. Knick: Pharmakodynamische Corticosteroidtherapie des akuten toxischen Lungenödems. Med Klin *55* (1960) 1533–1535.
[18] Weigelt, J. A., J. F. Norcross, K. E. Bormann et al.: Early steroid therapy for respiratory failure. Arch Surg *120* (1985) 536–540.
[19] Weilemann, L. S., K. Wessling, H. Schinzel et al.: Einfluß von Cortison auf den Verlauf respiratorischer und klinischer Parameter bei Beatmungspatienten mit drohendem ARDS. Schweiz Med Wochenschr *116* (1986) 574–579.

Pulmonale Veränderungen nach isolierter zerebraler Läsion

G. Singbartl

Ein ARDS nach schwerem Polytrauma, nach Sepsis, Pankreatitis oder Aspiration ist dem Kliniker geläufig. Ein vergleichbares Krankheitsbild nach isoliertem Schädel-Hirn-Trauma hingegen ist jedoch weit weniger bekannt, obgleich klinische und pathologische Beschreibungen eines neurogen ausgelösten ARDS bzw. eines neurogen initiierten Lungenödems bereits vor rund 100 Jahren erstmals publiziert wurden [zitiert nach 76]. So wurde in einer tierexperimentellen Untersuchung 1874 erstmals über ein neurogenes Lungenödem berichtet [zitiert nach 76], und eine diesbezügliche klinische Arbeit zum „Vorkommen von Lungenoedem bei akuter Myelitis" stammt aus dem Jahre 1897 [zitiert nach 33]. Weismann [71] beschreibt in einer pathologisch-anatomischen Untersuchung von 686 Patienten, welche an den Folgen einer spontanen bzw. traumatisch-bedingten intrakraniellen Blutung verstarben, bei ⅔ dieser Patienten eine ausgeprägte Lungenstauung bzw. ein Lungenödem.

Der klinische Alltag zeigt, daß sich bei einer Reihe von Patienten mit schwerem isoliertem Schädel-Hirn-Trauma – d. h. es liegt eine Bewußtlosigkeit mit Mittelhirnsymptomatik vor (4–5 Punkte im Glasgow-Coma-Scale) – bereits in der frühen posttraumatischen Phase eine arterielle Hypoxämie nachweisen läßt [55a, 61a, 62]. Da in der Akutphase nach isoliertem Schädel-Hirn-Trauma keine weiteren traumatischen Faktoren vorliegen, repräsentiert diese arterielle Hypoxämie das klinische Korrelat einer primär neurogen ausgelösten Lungenfunktionsstörung. Anhand von tierexperimentellen und klinischen Befunden aus der Literatur sowie mittels eigener Ergebnisse von Patienten mit schwerem isoliertem Schädel-Hirn-Trauma sollen die pathophysiologischen bzw. pathologisch-anatomischen Befunde und die klinischen Ergebnisse dargelegt und deren Bedeutung sowie die sich daraus ergebenden Konsequenzen für die Klinik herausgearbeitet werden.

Im Tierexperiment lassen sich mittels akuter Steigerung des intrakraniellen Druckes sowie mittels eines stumpfen Schädel-Hirn-Traumas Hypoxämie [50], Hyperkarbie [50, 75], ein Lungenödem sowie morphologische und funktionelle Lungenveränderungen im Sinne eines ARDS auslösen [4, 5, 6, 7]. Lichtmi-

Praktische Notfallmedizin 3

kroskopisch finden sich hierbei eine Gefäßkongestion bzw. -stauung, interstitielle bzw. intraalveoläre Blutungen sowie Ödem und Atelektasen [4]. Durch Vorbehandlung mit Alpha-Rezeptorenblockern [4, 5, 6, 37, 40, 74], aber auch durch die Gabe von hochdosierten Hypnotika bzw. Anästhetika [4], lassen sich die morphologischen und funktionellen Veränderungen in ihrem Ausmaß abschwächen bzw. unterdrücken. Tierexperimentelle Untersuchungen belegen, daß es gelingt, mittels einseitiger Lungendenervierung – durchgeführt als Lungenexplantation mit anschließender Lungenautotransplantation – das Auftreten einer durch zerebrale Läsion oder durch hämorrhagischen Schock ausgelösten PTPI in der denervierten Lunge im Gegensatz zur intakten Kontrollunge zu verhindern [29, 44, 45, 46, 48]. Diese Befunde liefern somit Hinweise für die Bedeutung neurogener bzw. neuro-humoraler Mechanismen in der Genese der PTPI – möglicherweise nicht nur nach Schädel-Hirn-Trauma.

Aufschlußreich sind diesbezüglich die Untersuchungen von Moss et al. [44, 45, 46, 48]. Diese Arbeitsgruppe hat bei einer Reihe verschiedener Tierspezies – untersucht wurden Hund, Affe, Schwein, Ziege, Schaf, Kaninchen sowie neugeborene Kälber – eine getrennte zerebrale und systemische Perfusion durchgeführt. Während die systemische Zirkulation normoton und normoxisch perfundiert wurde, erfolgte die zerebrale Perfusion zwar normoton, jedoch hypoxisch bei einem mittleren arteriellen PO_2 von 35 mm Hg und einem mittleren arteriellen PCO_2 von 43 mm Hg. Hierbei fanden sich in der intakten, d. h. in der nicht denervierten Lunge, die makroskopischen und mikroskopischen Veränderungen eines ARDS bzw. eines interstitiellen Lungenödems, während in der denervierten Lunge entsprechende patho-morphologische Veränderungen sich nicht nachweisen ließen. Vergleichbare Untersuchungen von Kusajima et al. [35] – jedoch mit normoxischer zerebraler Perfusion – machen die Bedeutung einer zerebralen Hypoxie am Anfang der Kausalkette eines neurogen ausgelösten ARDS deutlich, da eine isolierte zerebrale Hypotension ohne begleitende zerebrale Hypoxie offenbar nicht die für ein ARDS typischen morphologischen und funktionellen Lungenveränderungen zu initiieren vermag.

Eine Mitbeteiligung neuro-humoraler bzw. sympatho-adrenerger Mechanismen in der Genese einer PTPI läßt sich aus den tierexperimentellen Untersuchungen von Metz [40] erkennen. Denn hier führt bereits eine 30minütige Stimulation des N. ischiadicus der Katze nicht nur zu hämodynamischen Reaktionen, sondern auch zu morphologischen Veränderungen der Lunge. Letztere imponieren mikroskopisch als perivaskuläres und interstitielles Ödem sowie als disseminierte interstitielle und intraalveoläre Blutungen – letztendlich also das histologische Korrelat eines über nervale Mechanismen „neurohumoral“ ausgelösten ARDS bzw. Lungenödems. Eine Vertiefung der Narkose und somit einhergehend eine sympathoadrenerge Dämpfung, bewirkte bei ansonsten identischen Versuchsbedingungen ein konstantes Kreislaufverhalten und eine deutliche Abschwächung der makro- und mikroskopischen Lungenveränderungen. Vergleichbares gilt auch für ein anderes Versuchsmodell, nämlich für die durch den Immobilisationsstreß hervorgerufenen Lungenveränderungen an der Ratte [40]. Auch hier vermag eine Analgesie bzw. eine Alpha-Rezeptorenblockade die für eine PTPI charakteristischen morphologischen Veränderungen an der Lunge weitgehend zu verhindern.

Als funktionelles Korrelat zu den beschriebenen neurogen-getriggerten morphologischen Veränderungen [44, 45, 46, 48] findet sich bei in-vitro-Untersuchungen an der Ratten- [5] bzw. Affenlunge [6] sowie in-vivo bei Affen [7] nach letalem bzw. subletalem Schädel-Hirn-Trauma bzw. akuter Steigerung des Hirndruckes [17] eine Verschlechterung der pulmonalen Compliance. Im Gegensatz zur Ratte läßt sich die Complianceabnahme (um ca. 36%) bei Affen auch ohne pathologisch-anatomische Lungenveränderungen nachweisen. Diese Complianceverminderung ist jedoch inkonstant, wie die experimentellen Untersuchungen an Affenlungen von Louden et al. [36] bzw. Brueggemann et al. [15] zeigen. Denn diese Autoren finden bei präfinalen Messungen unter Spontanatmung eine große Variabilität dieses Parameters, jedoch eine gleichzeitige Zunahme des Quotienten aus Atemarbeit/Atemzugvolumen; unmittelbar postmortal durchgeführte Messungen unter kontrollierter Beatmung zeigen demgegenüber stets eine Verminderung der pulmonalen Compliance. Bei Patienten mit schwerem Schädel-Hirn-Trauma beschreiben Ibañez et al. [33a] eine Abnahme der funktionellen Residualkapazität.

Eine elektrische Stimulation des ganglion stellatum an Affen [8] und Katzen [21] führt ebenfalls zu einer Verminderung der pulmonalen Compliance, und diese Veränderung ist begleitet von einer Zunahme der Oberflächenspannung bzw. einer Verminderung des Surfactant in der Bronchiallavage [8, 12, 16]. Weiterhin findet sich in der Bronchialspülflüssigkeit ein deutlicher Anstieg des Cholesterin- [12, 16] sowie des Proteingehaltes [9, 16]. Offensichtlich besteht auch hinsichtlich der pathologischen Veränderungen der biochemischen Parameter eine Beziehung zum Schweregrad des Schädel-Hirn-Traumas; denn so zeigen die Tiere mit traumatisch-bedingten Krampfanfällen eine stärkere Zunahme des Cholesteringehaltes, der Oberflächenspannung sowie des Quotienten aus Cholesterin/Gesamt-Phospholipide als diejenigen Tiere ohne Krämpfe [16]. Diese biochemischen Befunde decken sich mit experimentellen und klinischen Ergebnissen, welche eine eiweißreiche intraalveoläre Ödemflüssigkeit bei Lungenödem nach zerebraler Läsion beschreiben [31, 70, Übersichten bei 43, 63]. Im Tierexperiment bewirkt eine Zunahme des intrakraniellen Druckes eine Steigerung des pulmonalen Lymphflows sowie einen Anstieg des Proteingehaltes der pulmonalen Lymphe [14, 78]. Diese Veränderungen sind begleitet von einem lediglich minimalen Anstieg des pulmonalarteriellen Mitteldruckes bei praktisch unverändertem linken Vorhofdruck. Und ebenso wie die eingangs beschriebenen morphologischen Lungenveränderungen lassen sich die Beeinträchtigung funktioneller Parameter sowie die biochemischen Veränderungen durch Alpha-Rezeptorenblockade [5, 6, 37, 78] oder aber Anästhetika [4] abschwächen bzw. verhindern.

Ein schweres Schädel-Hirn-Trauma bewirkt in der Mehrzahl der Fälle einen, wenn teilweise auch protahiert ablaufenden Anstieg des intrakraniellen Druckes. Seit den erstmals von Cushing 1901 [zitiert nach 32] mitgeteilten Ergebnissen kommt es u. a. zu charakteristischen hämodynamischen Veränderungen, die gekennzeichnet sind durch Hypertension und Bradykardie. Während sich diese als „Cushing-Reflex" bekannte Reaktion im Tierexperiment konstant und sehr gut reproduzieren läßt, findet sie sich in der Klinik wesentlich seltener und/oder läßt sich dann auch nur rudimentär nachweisen [51]. Von diesen hämodynamischen „Extremreaktionen" abgesehen, kommt es aber auch bei mittelgradigen intrakraniellen Druckanstiegen zu hämodynamischen Veränderungen, wie zu einem Anstieg des arteriellen Systemdruckes [74, 75], des Pulmonalarterien- sowie Pulmonalvenendruckes [23], einem Anstieg des Herzzeitvolumens [24, 50] sowie inkonstanten Veränderungen (mehr oder weniger deutliche Zunahme) des peripheren Widerstandes. Weitere deutliche Erhöhung des intrakraniellen Druckes führt bei ca. 20% der Tiere [23] zu einem „neurogenen Lungenödem", dem eine ausgeprägte arterielle Hypertension sowie eine Zunahme des peripheren Widerstandes bzw. eine systemische Vasokonstriktion vorangeht; gleichzeitig steigen Pulmonalvenen- und Pulmonalarteriendruck an [23, 24]; bei einem Teil der Tiere kommt es zu einer Linksherzinsuffizienz mit Abnahme des Schlag- bzw. Herzzeitvolumens sowie einem Anstieg des linken Vorhofdruckes [24]. Offensichtlich ist nicht nur das Ausmaß der intrakraniellen Drucksteigerung, sondern insbesondere auch die Geschwindigkeit der Druckzunahme von Bedeutung. Denn so finden Wood et al. [75] im Tierexperiment an Hunden bei rascher Steigerung des intrakraniellen Druckes neben den o. g. hämodynamischen Veränderungen bei allen Versuchstieren eine (neurogen initiierte) Hypoxämie sowie bei 50% der Tiere eine dem klinischen Bild eines Mittelhirnsyndroms vergleichbare neurologische Beeinträchtigung; im Gegensatz hierzu lassen sich bei langsamer intrakranieller Drucksteigerung lediglich bei 50% der Tiere eine arterielle Hypoxämie und bei 20% eine „Mittelhirnsymptomatik" auslösen. Weiterhin ist das Ausmaß der arteriellen Hypoxämie in der Gruppe mit langsamer Steigerung des intrakraniellen Druckes niedriger als für die vorher erwähnte Gruppe mit akutem und steilem Anstieg des Hirndrucks. Zu analogen Befunden betreffs Hypoxämie und Hyperkarbie an Hunden und Katzen führt in dieser Untersuchung [75] auch die Noradrenalininfusion sowie die elektrische Stimulierung des Vasomotorenzentrums. Bei anästhesierten, kontrolliert beatmeten Hunden [39] finden sich mit Steigerung des intrakraniellen Druckes bzw. mit dem Auftreten von „Plateau-Waves" eine Zunahme des intrapulmonalen Rechts-Links-Shunts (Q_s/Q_t) sowie der Totraumventilation (V_D/V_T). Zu analogen Ergebnissen kommt auch Davidson [17] betreffs einer in-vivo-Complianceabnahme sowie eines postmortal ermittelten Anstieges des Quotienten aus Lungenfeucht-/Körpergewicht als Ausdruck eines sich entwickelnden interstitiellen Ödems sowie Grauer et al. [29], die neben einer Zunahme von Q_s/Q_t um ca. 20% auch noch eine Sequestration von Thrombozyten vorzugsweise in der intakten Kontrollunge nach experimenteller intrakranieller Drucksteigerung an Hunden nachweisen konnten – im Gegensatz zur denervierten Lunge desselben Versuchstieres. Betreffs des Ausmaßes des interstitiellen Ödems bzw. der Zunahme des extravaskulären Lungenwassers erscheint der Grad der arteriellen Hypertension bzw. der alpha-sympathischen Reaktion von quantitativer Bedeutung [52].

Wie die morphologischen Veränderungen, so sind auch die hämodynamischen Reaktionen sowie die funktionellen Lungenveränderungen nach Anstieg des intrakraniellen Druckes im Tierexperiment einer pharmakologischen Beeinflussung zugänglich, wenn auch in unterschiedlicher Weise. So wird zwar durch die Vorbehandlung der Tiere mit Propranolol das Ausmaß der Zunahme des pulmonalen Widerstandes verringert, jedoch ist dieses Pharmakon bzw. die Beta-Rezeptorenblockade, ebenso aber auch die Parasympathikolyse mittels Atropin [13, 37], welche letztendlich ja zu einem Überwiegen der sympatho-adrenergen Aktivität führt, wirkungslos betreffs der durch den Anstieg des intrakraniellen Druckes ausgelösten Zunahme von Totraumventilation, hinsichtlich des Anstiegs des intrapulmonalen Rechts-Links-Shunts sowie der arteriellen Hypoxämie, aber auch in bezug auf die Zunahme des extravaskulären Lungenwassers. Wird jedoch mittels Phenoxybenzamin eine sympatho-adrenerge Alpha-Rezeptorenblockade oder aber operativ eine zervikale Cordotomie durchgeführt, dann werden die o. g. Veränderungen von Totraumventilation, intrapulmonalem Rechts-Links-Shunt, extravaskulärem Lungenwasser sowie die arterielle Hypoxämie trotz einer ICP-Steigerung gleichen Ausmaßes verhindert [13, 34]. Diese Untersuchungen werden ergänzt durch Befunde an Schafen mit einer chron. pulmonalen Lymphfistel. Hier bewirkt die Beta-Rezeptorenblockade mit Propranolol (somit ein Überwiegen alpha-adrenerger Effekte) einen Anstieg des pulmonalen Lymphflusses sowie der transvaskulären Proteinclearance [30]. Eine Beeinflussung der Endothelpermeabilität durch Beta-Rezeptorenmodulation ist tierexperimentell bekannt; denn so vermögen beta-adrenerge Agonisten, z. B. Theophyllin, eine pathologische Steigerung der (Lungen-)Gefäßpermeabilität zu verhindern [13, 55; Übersicht bei 43].

Eine intrakranielle Drucksteigerung bzw. eine zerebrale Läsion führen im Tierexperiment und beim Patienten zu einer Katecholaminausschüttung sowie insgesamt zu einem gesteigerten Sympathikotonus [5, 8, 9, 10, 12, 15a, 15b, 16a, 23, 27, 70; Übersicht bei 43]. Die nach extremer intrakranieller Drucksteigerung nachweisbaren Anstiege des pulmonalen Widerstandes [15, Übersicht bei 43] werden ausgelöst durch die alpha-adrenerg vermittelte Widerstandserhöhung primär in den postkapillären Gefäßen der Lungenstrombahn [15, Übersicht bei 43]. Ergänzt werden diese Befunde durch die Analyse der zeitlichen, qualitativen und quantitativen Sequenz hämodynamischer Veränderungen nach experimenteller Steigerung des intrakraniellen Druckes [50]. So konnte gezeigt werden, daß es bei einem Teil der Tiere zu einem Anstieg des Pulmonalarteriendruckes noch vor Zunahme des linken Vorhofdruckes bzw. des arteriellen Systemdruckes kommt, was auf eine direkte Beeinflussung der Lungenstrombahn durch die infolge des ICP-Anstieges bewirkte Zunahme der Katecholaminausschüttung zurückgeführt wird. Diese hämodynamischen Veränderungen nach intrakranieller Drucksteigerung ähneln denjenigen Veränderungen, welche durch Noradrenalin-Infusion in der pulmonalen Mikrozirkulation initiiert werden. Darüber hinaus vermag die Bolusgabe von Noradrenalin nicht nur zu transitorischen Druckanstiegen sowie zu Hypoxämie und Hyperkarbie [75] zu führen, sondern im Gegensatz zu dem akuten Anstieg des linken Vorhofdruckes resultiert weiterhin eine persistierende Zunahme des pulmonalen Lymphflusses und der pulmonalen lymphatischen Proteinclearance; d. h., es kommen offensichtlich auch druckunabhängige alpha-adrenerg vermittelte Permeabilitätssteigerungen zum Tragen [50, Übersicht bei 43].

Versucht man mittels der bisher dargelegten tierexperimentellen Ergebnisse eine Subsumierung dieser Befunde in ein Konzept über den Pathomechanismus einer neurogen initiierten PTPI bzw. eines neurogen ausgelösten Lungenödems, so kristallisieren sich folgende Faktoren bzw. Parameter als relevant heraus: Steigerung des intrakraniellen Druckes, zerebrale Hypoxie bzw. Ischämie, Aktivierung sympatho-adrenerger Mechanismen (insbesondere alpha-adrenerger Stimulierung), transitorische systemische und pulmonale Druckanstiege sowie Steigerung der Lungenkapillarpermeabilität. Nach Theodore und Robin [69, 70], Moss et al. [44] sowie Minnear et al. [43], ergibt sich somit folgendes Konzept für die Pathogenese eines neurogen initiierten ARDS bzw. eines neurogenen Lungenödems (Abb. 1).

Ausgangspunkt ist ein schweres Schädel-Hirn-Trauma bzw. eine schwere zerebrale Läsion (mit einem akuten und steilen Anstieg des intrakraniellen Druckes) und/oder eine zerebrale Hypoxie bzw. Ischämie im Hypothalamusgebiet. Diese primäre ZNS-Läsion bewirkt eine ausgeprägte Steigerung der Sympathikusaktivität, hier insbesondere der alpha-adrenergen Mechanismen mit konsekutiven hämodynamischen sowie nicht-hämodynamischen Reaktio-

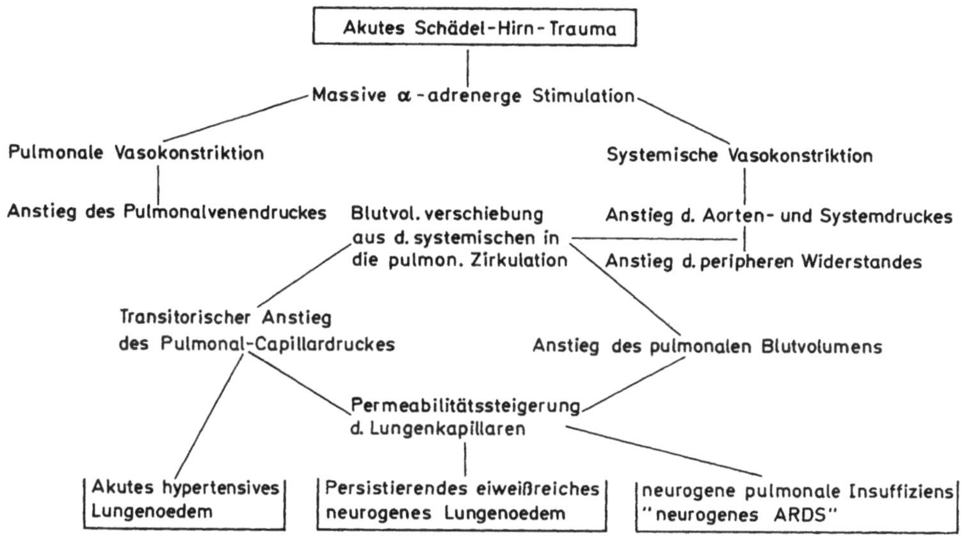

Abb. 1 Konzept zur Pathogenese der neurogen-initiierten posttraumatischen pulmonalen Insuffizienz (PTPI) bzw. des neurogenen Lungenödems [nach 61]

nen. Die Effekte auf die Hämodynamik wiederum führen zu einer transitorischen Vasokonstriktion im großen und im kleinen Kreislauf mit entsprechenden Druck- bzw. Widerstandsanstiegen [Übersicht bei 44; 57, 58]. Infolge der primär größeren Volumendehnbarkeit der Lungenstrombahn kommt es zu einer Blutvolumenverschiebung aus der systemischen in die pulmonale Zirkulation, teilweise auch begleitet von einer akuten Linksherzbelastung infolge der Steigerung des peripheren Widerstandes. Die ausgeprägten Druck- und Volumenbelastungen des kleinen Kreislaufes führen im Zusammenhang mit der Permeabilitätssteigerung der Lungenkapillaren zu einem Austritt von (eiweißreicher) Ödemflüssigkeit in das Interstitium, ggf. auch in die Lungenalveolen. Je nach Schweregrad der Läsion bzw. der intrakraniellen Drucksteigerung und der nachfolgenden peripheren, alpha-adrenerg vermittelten Reaktionen gibt es fließende Übergänge vom interstitiellen Ödem bis hin zum akuten hypertensiven und eiweißarmen sowie persistierenden und eiweißreichen alveolären Lungenödem.

Im Vergleich zu den tierexperimentell belegten hämodynamischen und pulmonalen Veränderungen sind entsprechende klinische Untersuchungen wesentlich spärlicher (Tab. 1) [34, 54, 62, 66, 68]. Die diesbezüglichen Ergebnisse zeigen jedoch eine Beziehung zwischen dem Schweregrad des isolierten Schädel-Hirn-Traumas und dem Ausmaß der arteriellen Hypoxämie (Abb. 2) [34, 62, 66, 68] – insbesondere bei den schwerst traumatisierten Patienten mit Mittelhirnsymptomatik –, und dieser Zusammenhang erweist sich als prognostisch bedeutsam [55a, 61a].

Tabelle 1 Zusammenstellung der im Tierexperiment sowie in der Klinik nachgewiesenen pulmonalen Veränderungen nach isolierter zerebraler Läsion

Tierexperiment		Klinik
+	Hypoxämie/Hypercarbie	+
+	↑Q_s/Q_t	+
+	↑V_D/V_T	
+	↓Compliance	
+	↑Oberflächenspannung d. Surfactant	
+	↓FRC	+
+	↑Lymphflow-pulmonal	
+	↑Kapillarpermeabilität	
+	↑extravaskuläres Lungenwasser = interstit. Ödem	+
+	(eiweißreiches) alveoläres Lungenödem	+
+	morphologische Veränderungen im Sinne einer PTPI	
+	Catecholaminausschüttung	+
+	alpha-adrenerg vermittelte Reaktionen:	
+	– pulmonal	
+	– hämodynamisch	+
+	Medikamentöse Beeinflussung durch:	
+	– Alpha-Blockade	
+	– Anästhetika	
+	– Analgetika	
+	– Diphenylhydantoin	
+	– Kortikoide	
+	– Herz-Kreislauf-wirksame Pharmaka	+
+	– Beatmung mit PEEP	+

In einer klinischen Fallbeschreibung berichtet Pace [53] über einen neurotraumatisierten Patienten mit rasch wechselnden Shunt-Werten im Bereich von 2% (FiO_2 = 0,4) und 67% (FiO_2 = 1,0) unter Spontanatmung bzw. zwischen 7% (FiO_2 = 1,0) und 40% (FiO_2 = 1,0) unter kontrollierter Beatmung. Leider werden in dieser Publikation jedoch keine entsprechenden Werte für den intrakraniellen Druck mitgeteilt, so daß eine „neurotraumatologische" Zuordnung der Variabilität der Shunt-Werte zu fluktuierenden Werten des intrakraniellen Druckes bzw. zu „Plateau-Waves" nicht möglich ist. Nach klinischen Untersuchungen von Gioria et al. [28] ist ein erhöhter intrakranieller Druck jedoch nicht generell die Voraussetzung für „neurogen initiiertes Shunting". Denn so finden sich in dieser Untersuchung [28] bei 4 von 8 Patienten trotz eines normalen intrakraniellen Druckes pathologisch erhöhte Shunt-Werte in einem Zeitraum von 24 bis 96 Stunden nach dem Trauma. Gemeinsames Merkmal dieser Patienten waren abnorme Hirnstammreflexe, Mittelhirnsymptomatik mit Streckmechanismen, Hyperthermie sowie eine persistierende arterielle Hypertension. Dem Ausmaß der Änderungen

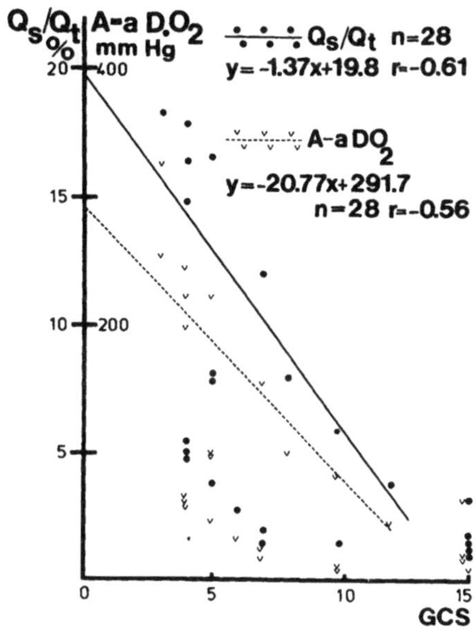

Abb. 2 Beziehungen zwischen dem Schweregrad der zerebralen Läsion (Abszisse: Punktzahl im Glasgow-Coma-Scale) und Parametern des pulmonalen Gasaustausches (Ordinate: ∨ ∨ ∨ a-aDO_2; ●●● errechneter intrapulmonaler Rechts-Links-Shunt [Q_s/Q_t])

von Q_s/Q_t messen Frost et al. [25] bei Patienten mit isoliertem Schädel-Hirn-Trauma eine prognostische Bedeutung bei. So hatten in deren Untersuchung Patienten, die ihr Schädel-Hirn-Trauma ohne neurologische Ausfälle überlebten, mit 8,9% einen initial niedrigeren Shunt-Wert als diejenigen Patienten, welche mit neurologischen Ausfällen überlebten (Q_s/Q_t = 13,6%) bzw. welche an den Folgen des zerebralen Traumas verstarben – für letztere Gruppe betrug der entsprechende Shunt-Wert initial 15,6%. Eine Beziehung zwischen der Höhe des errechneten intrapulmonalen Rechts-Links-Shunts und radiologischen Befunden konnten von diesen Autoren ebensowenig gefunden werden wie in eigenen Untersuchungen hinsichtlich einer Beziehung zwischen dem Ausmaß des extravaskulären Lungenwassers und dem radiologischen Befund des Thoraxbildes; jedoch gibt es in Einzelfällen radiologisch ganz charakteristische und imponierende Lungenveränderungen mit parallel damit einhergehender Verschlechterung der zerebralen und pulmonalen Situation, wie die Serie der Thoraxröntgenbilder in Abbildung 3 bei einer Patientin mit spontaner Subarachnoidalblutung zeigt. Diese Patientin wurde bewußtlos mit spontaner bzw. schmerzbedingter Beugereaktion (7 Punkte im Glasgow-Coma-Scale) stationär aufgenommen. Es fanden sich ein unauffälliges Thoraxröntgenbild (Abb. 3a) sowie im Normbereich liegende Werte für den pulmonalen Gasaustausch. Am ersten posttraumatischen Tag geringgradige neurologische Verschlechterung sowie radiologisch nachweisbare Betonung der

Hili bei ansonsten unauffälligem Thoraxröntgenbild (Abb. 3b). Am zweiten posttraumatischen Tag dramatische Verschlechterung der neurologischen Situation – die Patientin kam binnen kürzester Zeit über ein Mittelhirnsyndrom in ein beginnendes Bulbärhirnsyndrom (3 Punkte im Glasgow-Coma-Scale); und einhergehend mit der akuten neurologischen Verschlechterung kam es auch zu einer deutlichen radiologischen Verschlechterung mit homogener milchglasartiger Trübung beider Lungenfelder – radiologischerseits interpretiert als massives interstitielles Ödem – sowie zu einer entsprechenden Verschlechterung der pulmonalen Gasaustauschwerte (Abb. 3c). Am vierten „posttraumatischen" Tag, dem Tag des Ablebens der Patientin, im wesentlichen unveränderter radiologischer Befund bei ebenfalls unverändert schlechter neurologischer und pulmonaler Situation (Abb. 3d). Jedoch muß der

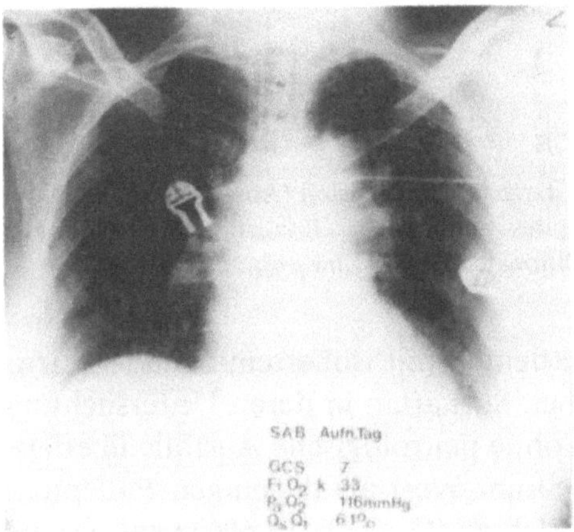

3a

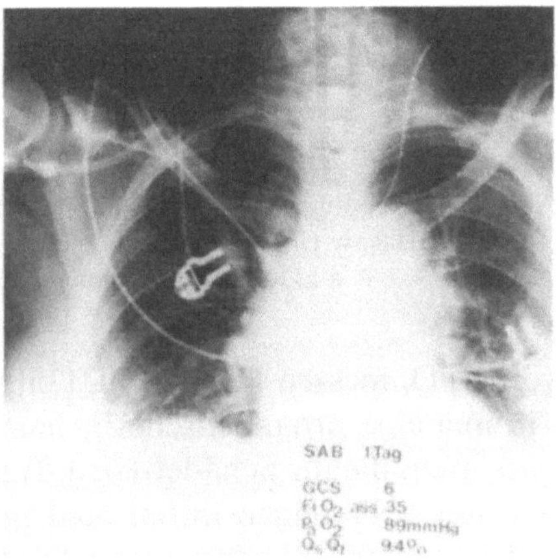

3b

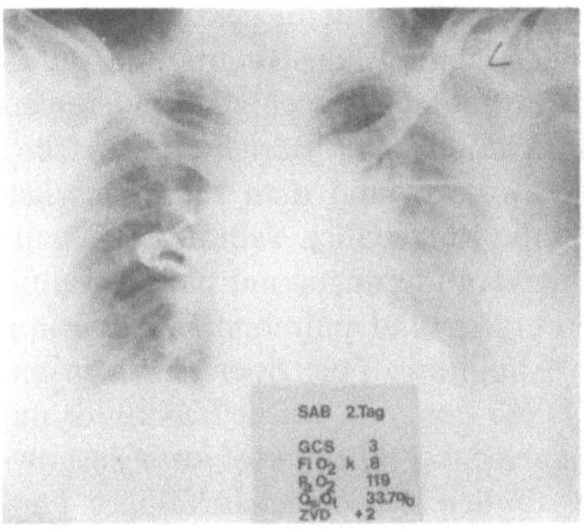

3c

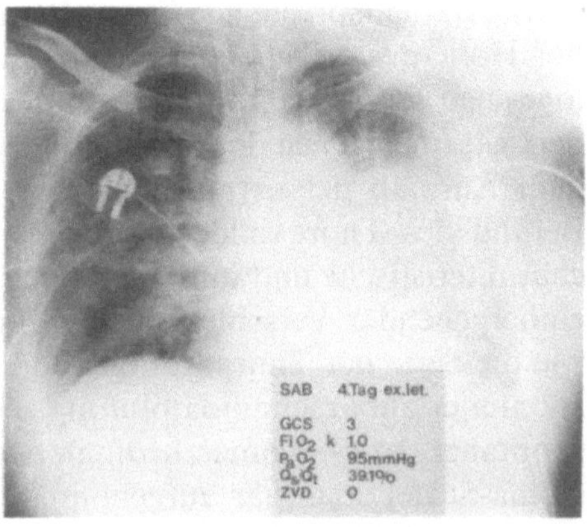

3d

Abb. 3a–3d Radiologisch faßbare Veränderungen der Lunge bei isolierter zerebraler Läsion (Patientin mit Subarachnoidalblutung)

Vollständigkeit halber angemerkt werden, daß eine so eindeutige Konkordanz von neurologischem Status bzw. dessen Veränderung, dem Verhalten pulmonaler Parameter sowie der radiologischen Befunde nicht allzuoft zu sehen ist.

Die von Pace [53], Frost et al. [25] sowie Sugimoto et al. [68] hinsichtlich der neurotraumatologisch ausgelösten Störungen des pulmonalen Gasaustausches aufgezeigten pathologischen Werte des intrapulmonalen Rechts-Links-Shunts werden von Moss et al. [49] sowie Schumacker et al. [60] im Sinne von Störungen im Ventilations-Perfusionsverhältnis bzw. deren Regulationsmechanismen interpretiert. So finden Moss et al. [49] einen pathologisch erhöhten Quotienten im Ventilations-Perfusionsverhältnis. Mit der „inert-gas-methode" ermitteln Schumacker et al. [60] bei Patienten mit isoliertem Schädel-Hirn-Trauma den „true-Shunt". Während die so gemessenen Werte des intrapulmonalen Rechts-Links-Shunts sich mit 8,2% unter Spontanatmung bzw. 6,2% unter kontrollierter Beatmung nicht voneinander unterscheiden, sinkt der Anteil des Herzzeitvolumens, der Lungenareale mit sehr niedrigem Ventilations-Perfusionsverhältnis versorgt ($V/Q << 0.1$), von 41% unter Spontanatmung auf 21% unter kontrollierter Beatmung ab. Da der Anteil der Totraumventilation sowie die funktionelle Residualkapazität ebenfalls bei beiden Ventilationsverfahren unverändert bleiben, scheint ein „günstigeres Perfusionsmuster" unter der kontrollierten Beatmung vorzuliegen. Die Autoren schließen auf Grund ihrer Untersuchungsergebnisse, daß die arterielle Hypoxämie nach Schädel-Hirn-Trauma kausal bedingt ist durch eine Regulationsstörung in der Beziehung von Ventilation und Perfusion. Somit ließen sich auch die pathologisch erhöhten Shunt-Werte [25, 53, 68] bei gleichzeitig fehlendem radiologischen Korrelat erklären. Diese Befunde werden im klinischen Alltag gestützt durch deren Beobachtung an 2 Patienten, welche parallel zu einer deutlichen Besserung des klinisch-neurologischen Status auch eine ebenso eindeutige Verbesserung der pulmonalen Parameter zeigten [60]. Diese Beobachtung erhärtet die von uns sowie anderen Autoren erhobenen Befunde nicht nur betreffs einer gewissen Beziehung zwischen Schweregrad des isolierten Schädel-Hirn-Traumas und Beeinträchtigung des pulmonalen Gasaustausches, und dies bereits in einer sehr frühen posttraumatischen Phase, sondern deckt sich mit eigenen Beobachtungen einer parallelen Verbesserung bzw. Verschlechterung von neurologischem Status (Änderung der Punktzahl im Glasgow-Coma-Scale) und pulmonalem Parameter ($A\text{-}aDO_2/P_AO_2$) bei einem Teil der entsprechenden Patienten. Im Gegensatz zum Tierversuch wird bei Patienten mit Schädel-Hirn-Trauma durch Gabe des Alpha-Rezeptorenblockers Phenoxybenzamin das Ausmaß des pathologisch erhöhten intrapulmonalen Rechts-Links-Shunts nicht reduziert, sondern im Gegenteil noch vergrößert [49]. Die Ursache mag evtl. in einer zusätzlichen Eröffnung primär durch Hypoxie konstringierter Gefäße zu suchen sein, obwohl dies spekulativ ist und auch sonst betreffs klinischer Untersuchungen keine weiteren diesbezüglichen Erkenntnisse vorliegen.

Arterielle Hypoxämie, Zunahme des intrapulmonalen Rechts-Links-Shunts, Anstieg der Totraumventilation sowie Verminderung der pulmonalen Compliance sind u. a. charakteristische Veränderungen beim ARDS. Insoweit decken sich die entsprechenden pathologischen Abweichungen von Lungenfunktionsparametern bei PTPI nach isoliertem Schädel-Hirn-Trauma mit denjenigen nach ARDS anderer Genese. Die Frühphase eines ARDS bzw. einer PTPI ist gekennzeichnet durch eine gesteigerte Permeabilität der Lungenkapillaren mit Flüssigkeitsaustritt ins Interstitium, und zwar zu einem Zeitpunkt, zu dem zunächst weder Blutgaswerte noch die o. g. Lungenfunktionsparameter entscheidend pathologisch verändert sind. Somit erhebt sich – gewissermaßen als Beleg für eine neurogen initiierte PTPI – die Frage nach dem Verhalten des extravaskulären Lungenwassers bei Patienten mit isoliertem Schädel-Hirn-Trauma.

In eigenen Untersuchungen an Patienten mit isolierter zerebraler Läsion (traumatisch bedingt bzw. spontan aufgetreten) und dem klinisch-neurologischen Bild eines Mittelhirnsyndroms lassen sich bei einem Teil dieser Patienten pathologisch erhöhte Lungenwasserwerte (die Bestimmung erfolgte mittels der Doppelindikatortechnik „Thermo-Dye“) nachweisen, oft bereits binnen der ersten 12 Stunden nach dem Trauma. Diese Patienten befinden sich hinsichtlich der Prognose „Quoad vitam“ in einer sehr schlechten Ausgangssituation im Vergleich zu denjenigen Patienten mit zwar klinisch-neurologisch vergleichbarem Schweregrad der isolierten zerebralen Läsion (Mittelhirnsyndrom), aber normalen Werten des extravaskulären Lungenwassers; die später versterbenden Patienten unterscheiden sich von den Überlebenden diesbezüglich eindeutig und statistisch signifikant (Tab. 2). Diese Befunde an Patienten mit isolierter zerebraler Läsion, also ohne sonstige Zusatzverletzungen, ergänzen die Befunde von Sturm [67], der zu vergleichbaren Ergebnissen bei polytraumatisierten Patienten kommt, wobei dieser Autor jedoch Patienten

Tabelle 2 Quantitative Veränderungen des extravaskulären Lungenwassers ($EVTV_L$) – bestimmt mittels der Thermo-Dye-Methode – bei Patienten mit isolierter zerebraler Läsion (Mittelhirnsyndrom)

	$EVTV_L$ (ml/kg) ($\bar{x} \pm$ SEM) initial	maximal	Mittelwert
Gesamt-Koll. (n = 44)	8.8 ± 0.8	11.9 ± 0.9	9.6 ± 0.67
Überlebende (n = 13)	5.8 ± 0.28	7.4 ± 0.48	6.3 ± 0.26
Verstorbene (n = 31)	10.65 ± 1.05	13.8 ± 1.1	10.9 ± 0.81

mit schwerem Schädel-Hirn-Trauma aus seiner Untersuchung ausgeschlossen hat. Ebenso wie in der Studie von Sturm [67] lassen sich auch in unserer Untersuchung keine generellen Korrelationen zwischen der Höhe der gemessenen extravaskulären Lungenwasserwerte und den jeweiligen hydrostatischen bzw. kolloidosmotischen Drucken nachweisen (Tab. 3).

Tabelle 3 Statistische Analyse mit dem Rangkorrelationskoeffizienten nach Spearman (R_{Sp}) für die Beziehung zwischen dem extravaskulären Lungenwasser ($EVTV_L$) und hydrostatischem sowie kolloidosmotischem Druck (MVP = mikrovaskulärer Druck in der Lungenstrombahn; KOD = kolloidosmotischer Druck im Serum; IFP = intravaskulärer Filtrationsdruck = MVP − KOD)

Parameter	R_{Sp}	P
$EVTV_L$ initial vs MVP initial	0.0158	n.s.
$EVTV_L$ initial vs KOD initial	0.1386	n.s.
$EVTV_L$ initial vs IFP initial	0.2059	n.s.
$EVTV_L$ maximal vs MVP initial	0.2340	n.s.
$EVTV_L$ maximal vs KOD initial	0.0213	n.s.
$EVTV_L$ maximal vs IFP initial	0.1292	n.s.
$EVTV_L$ maximal vs MVP korresp.	0.0679	n.s.
$EVTV_L$ maximal vs KOD korresp.	0.0289	n.s.
$EVTV_L$ maximal vs IFP korresp.	0.0963	n.s.
$EVTV_L$ maximal vs MVP maximal	0.0214	n.s.
$EVTV_L$ maximal vs KOD maximal	0.0741	n.s.
$EVTV_L$ maximal vs IFP maximal	0.0223	n.s.

Inwieweit unmittelbar nach dem Trauma, aber noch vor Klinikaufnahme, eine akute Hypertension in der pulmonalen und systemischen Zirkulation besteht, entzieht sich sehr oft der klinischen Erkenntnis; jedoch lassen sich in unserer Untersuchung bei einzelnen Patienten, welche binnen kürzester Zeit nach dem akuten Ereignis in die Klinik eingeliefert wurden, pathologisch veränderte Werte verschiedener hämodynamischer Parameter nachweisen (Tab. 4).

Handelt es sich bei den als pathologisch erhöht gemessenen Lungenwasserwerten nach isoliertem Schädel-Hirn-Trauma um permeabilitätsbedingte Veränderungen, so wäre zu erwarten, daß sich bei einem neurogen initiierten alveolären Lungenödem auch bei den entsprechenden Patienten eine eiweißreiche Ödemflüssigkeit endobronchial absaugen lassen müßte – im Gegensatz zum hypertensiven Lungenödem (wie z. B. bei akuter Linksherzinsuffizienz) mit eiweißarmer Ödemflüssigkeit. Sowohl die von Harari et al. [31] gemessenen Eiweißwerte in der Lungenödemflüssigkeit als auch die in eigenen Untersuchungen erhobenen Befunde [63] (s. Tab. 5) stützen auf Grund des teilweise hohen Protein- bzw. Albumingehaltes in der alveolären Lungenödemflüssigkeit die Hypothese einer Permeabilitätsstörung an der Lungenkapillarmembran in der pathophysiologischen Kaskade einer neurogenen PTPI bzw. des neurogenen Lungenödems. Es darf jedoch nicht unerwähnt bleiben, daß sich bei einzelnen Patienten – und dies steht in Ergänzung zu den o. g. Befunden der pathologisch veränderten Hämodynamik in der Initialphase einer zerebralen Läsion (Tab. 4) – auch ein eiweißarmes (hypertensives, kardiogenes) alveoläres Lungenödem nachweisen läßt (Tab. 5).

Tabelle 4 Verhalten von pulmonalarteriellem Mitteldruck ($\overline{PAP}$), pulmonal-kapillärem Verschlußdruck ($\overline{PCWP}$), mikrovaskulärem Druck ($\overline{MVP}$), arteriellem Mitteldruck ($\overline{SAP}$) und extravaskulärem Lungenwasser ($EVTV_L$) bei 3 selektiv ausgewählten Patienten mit isolierter zerebraler Läsion bei Klinikaufnahme (A) sowie binnen der anschließenden 12 Stunden (1a)

	$\overline{PAP}$ mm HG	$\overline{PCWP}$ mm Hg	$\overline{MVP}$ mm Hg	$\overline{SAP}$ mm Hg	$EVTV_L$ (ml/kg)
Pat. Nr. 22					
A	34.7	17.4	24.3	133.5	9.36
1a	17.3	9.3	12.5	74.6	11.6
Pat. Nr. 25					
A	24.3	19.8	21.6	85.5	23.8
1a	10.1	4.0	6.4	62.0	15.9
Pat. Nr. 30					
A	25.2	17.5	20.6	93.1	29.9
1a	19.2	5.0	10.7	64.9	17.4

Tabelle 5 Werte für Gesamt-Eiweiß, Albumin und kolloidosmotischen Druck in Serum und alveolärer Lungenödemflüssigkeit sowie für die daraus resultierenden Ödem-Serum-Quotienten bei 8 Patienten mit isolierter zerebraler Läsion. (a: alle 8 Patienten; b: Patienten mit eiweißreichem Lungenoedem (n = 5); c: Patienten mit eiweißarmem Lungenoedem (n = 3))

		Serum	Ödem	Ödem/Serum-Quotient
Ges.-Eiweiß	a)	6.74 ± 0.25	5.4 ± 0.5	0.81 ± 0.08
(g/dl)	b)	6.64 ± 0.27	5.6 ± 0.6	0.94 ± 0.05
	c)	7.13 ± 0.46	2.5 ± 0.5	0.32 ± 0.1
Albumin	a)	66.1 ± 2.0	72.4 ± 1.7	1.1 ± 0.28
(%)	b)	65.4 ± 2.0	72.4 ± 1.86	1.1 ± 0.03
	c)	68.4 ± 5.2	72.4 ± 3.87	1.06 ± 0.029
KOD	a)	2.7 ± 0.8	18.4 ± 2.2	0.82 ± 0.09
(mm Hg)	b)	21.9 ± 0.8	21.6 ± 1.8	0.97 ± 0.06
	c)	25.4 ± 1.9	6.6 ± 1.48	0.25 ± 0.08

Während die Häufigkeit einer neurogenen PTPI in der Literatur bei Patienten mit Schädel-Hirn-Trauma in der Größenordnung von 20–25% angegeben wird [2, 26], ist die Häufigkeit eines neurogen-initiierten alveolären Lungenödems wesentlich seltener; im eigenen Patientengut [63] liegt der entsprechende Wert bei 0,6% und deckt sich mit den in der Literatur mitgeteilten Angaben von ca. 1% [38]. In Tabelle 5 sind die Eiweiß- und Albuminwerte sowie der kolloidosmotische Druck von Serum und Lungenödemflüssigkeit bei 8 Patienten zusammengefaßt, welche in der akuten posttraumatischen Phase nach einem isolierten Schädel-Hirn-Trauma ein massives alveoläres Lungenödem entwickelten.

Auf Grund tierexperimenteller Untersuchungen unterscheidet Robin [56] beim neurogenen Lungenödem zwischen einem (initial) hypertensiven Lungenödem und dem klassischen neurogenen – eiweißreichen – Permeabilitätslungenödem. Beim klassischen eiweißreichen neurogenen Permeabilitätslungenödem soll das Gebiet der Läsion oberhalb des Hirnstammes liegen [56, 69, 70], während es beim hypertensiven hydrostatischen neurogenen Lungenödem im Hirnstamm liegt [56, 69, 70]. So soll der rein hypertensiven Form eine Schädigung des nucleus tractus solitarii [20] zugrunde liegen mit gestörter bzw. aufgehobener Funktion der Barorezeptoren. Dies zieht infolge der Blutdruckregulationsstörungen eine Steigerung der Sympathikusaktivität nach sich mit Zunahme des peripheren Widerstandes, mit Blutdruckanstieg und akuter Linksherzbelastung und mit hydrostatisch bedingtem Flüssigkeitsaustritt in das Lungeninterstitium bzw. in die Alveolen [20; Übersicht bei 63]. Demgegenüber soll beim klassischen neurogenen eiweißreichen Permeabilitätslungenödem [56, 69, 70] als pathogenetischer Faktor eine Schädigung vegetativer Zentren im Hypothalamus vorliegen. Neben den transitorischen hämodynamischen Einflüssen werden zusätzliche qualitative Veränderungen an der alveolo-kapillären Gasaustauschmembran mit hypoxischer und/oder mechanischer Schädigung der Kapillarendothelzellen (z. B. Überdehnung während der hypertensiven Phase) diskutiert – dies würde die Persistenz eines eiweißreichen neurogenen Lungenödems auch noch nach Abklingen der akuten Blutdruckkrise und nach Normalisierung der systemischen und pulmonalen Drucke erklären [31, 63, 69, 70; Übersicht bei 56]. Anhand zweier Fallberichte sollen neurologischer Status und Ablauf eines neurogen-initiierten eiweißarmen hydrostatischen sowie eines eiweißreichen (Permeabilitäts-) Lungenödems kurz skizziert werden:

Eiweißarmes hydrostatisches neurogenes Lungenödem:

Ein 5jähriges Mädchen wurde als Fußgängerin vom PKW angefahren und bewußtlos mit Beugereaktion auf Schmerzreiz (6 Punkte im Glasgow-Coma-Scale) sowie isokoren, engen und lichtreagiblen Pupillen in die Klinik aufgenommen. Hierbei zeigte sich im Computertomogramm des Schädels ein diffuses Hirnödem sowie (radiologisch) eine Schädelimpressionsfraktur rechts parietal. Intraoperativ findet sich eine offene Schädel-Hirn-Verletzung und es erfolgt neurochirurgischerseits neben der Entfernung des Knochenfragmentes der Duraverschluß. Bereits während des intraoperativen Zeitraumes kommt es zum Auftreten von Brady-Arrhythmien mit Frequenzen zwischen 60 und 80. Das Kind ist postoperativ nicht wach, die Pupillen sind weiterhin isokor und eng. Es besteht eine Hypothermie von 33,7° rektal; die Blutdruckwerte liegen bei 85/50 mm Hg. Das Kind wird kontrolliert beatmet und hyperventiliert, wobei sich bei einem FiO_2 von 0,4 folgende Blutgaswerte ergeben: pH 7,448; $PaCO_2$ 31,7 mm Hg; PaO_2 245,4 mm Hg; BE −8,3 mval/l; aktuelles Bikarbonat 14,6 mval/l. Ca. 3 Stunden postoperativ werden die Pupillen plötzlich übermittelweit und reagieren nicht mehr auf Licht. Zusätzlich zu der bereits intraoperativ begonnenen hochdosierten Barbiturattherapie und der kontrollierten Hyperventilation noch Entwässerungsmaßnahmen mittels 15%iger Mannitlösung. Die zu diesem Zeitpunkt durchgeführte Blutgasanalyse bei einem FiO_2 von 0,4 ergibt weiterhin bezüglich der Oxygenierung unauffällige und praktisch identische Werte wie in der Vorkontrolle. Ca. 15 Minuten später kommt es akut zu einem Anstieg des Blutdrucks von 80/60 mm Hg auf 160/100 mm Hg und die Herzfrequenz, welche vorher zwischen 50 und 60 Schl./Min. schwankte, steigt akut auf 182 Schl./Min. an. Praktisch unmittelbar nach dem Auftreten der arteriellen Hypertension kommt es zum Erscheinen von blutigem Sekret im Tubus bzw. zu einem massiven hämorrhagischen alveolären Lungenödem. Weitere 15 Minuten später ist der Blutdruck auf 50 mm Hg systolisch abgefallen und die Herzfrequenz auf 102 Schl./Min. zurückgegangen; es besteht weiterhin Untertemperatur. Fortführung der Beatmung mit PEEP sowie zusätzlich entsprechende Maßnahmen zur kardialen Stützung (Dobuatmin) sowie zur Druckentlastung im großen und kleinen Kreislauf (Nitroglycerin); trotz dieser Therapiemaßnahmen kommt es zum Exitus letalis. In Analogie zu dieser Kasuistik beschreiben u. a. Schranz et al. [59] ein 12jähriges Kind mit hämorrhagischem Lungenödem und Herz-Kreislaufinsuffizienz nach isoliertem Schädel-Hirn-Trauma (subdurales Hämatom), welches nach neuro-chirurgischer Intervention unter der Pharmakotherapie mit Nitroglycerin und Dobutamin sowie PEEP-Beatmung dieses dramatische Ereignis überlebte. Das von uns detailliert geschilderte Beispiel veranschaulicht die im Einzelfall durchaus nachzuweisende akute hypertensive Krise (mit einer offensichtlich akuten Linksherzbelastung bzw. Linksinsuffizienz) und dem Auftreten eines hypertensiven hydrostatischen – eiweißarmen – Lungenödems nach zerebralem Trauma (s. Tab. 5).

Eiweißreiches neurogenes (Permeabilitäts-)Lungenödem:

Eine 49jährige Patientin wird bewußtlos mit Mittelhirnsymptomatik (spontane Streckkrämpfe aller 4 Extremitäten) (Glasgow-Coma-Scale: 4 Punkte) eingeliefert. Schon bei Klinikaufnahme läßt sich blutig-schaumiges Sekret über den Endotrachealtubus absaugen. Die Diagnostik mittels Computertomogramm des Schädels zeigt eine ausgeprägte, diffuse Subarachnoidalblutung. Aufnahme der Patienten auf die Intensivstation, Einleiten intensivtherapeutischer Maßnahmen, kontrollierte Beatmung mit einem FiO_2 von 0,9 sowie hämodynamisches Monitoring. Hierbei findet sich ein $\overline{PAP}$ von 25,5 mm Hg, ein $\overline{PCWP}$ von 17,5 mm Hg und ein $\overline{SAP}$ von 93,1 mm Hg; das extravaskuläre Lungenwasser wird mit 29,9 ml/kg bestimmt, und die alveoläre Lungenödemflüssigkeit ist eiweißreich (Ges.-Eiweiß 6,2 g/dl; Albumin 71,9%); der PaO_2 wird mit 53,5 mm Hg (FiO_2 = 0,9) bestimmt. Binnen weniger Stunden Normalisierung der hydrostatischen Drucke ($\overline{PAP}$ = 19,2 mm Hg; $\overline{PCWP}$ = 5 mm Hg; $\overline{SAP}$ = 64,9 mm Hg), dennoch ist das extravaskuläre Lungenwasser mit 17,4 ml/kg pathologisch erhöht (bei weiterhin eiweißreichem alveolärem Lungenödem: Ges.-Eiweiß 5,4 mg/dl; Albumin 72,2%); trotz weiterhin normaler Werte für PAP und PCWP bleibt das extravaskuläre Lungenwasser mit Werten zwischen 22,4 und 30,6 ml/kg pathologisch erhöht und es kommt schließlich unter dem klinisch-neurologischen Bild eines sich entwickelnden Bulbärhirnsyndroms am 4. Tag zum Exitus letalis.

Auf Grund von tierexperimentellen Untersuchungen und klinischen Befunden ist bekannt, daß die Kreislaufreaktionen in der Lungenstrombahn nach einem akuten zerebralen Ereignis nur kurzdauernd sind [4, 23, 24, 37, 57, 58, 65a, 65b, 76]. Dies wird durch Befunde an Patienten bestätigt, welche von Harari et al. [31] mitgeteilt wurden. Denn diese Autoren finden in der subakuten Phase eines neurogenen Lungenödems normale Werte für den pulmonal-kapillären Verschlußdruck bei eiweißreicher Ödemflüssigkeit. Ergänzt werden die von Harari sowie von uns [63] (s. a. Tab. 4) erhobenen Befunde durch die Angaben von Wray et al. [71], der in seiner Fallbeschreibung bei Messungen im Initialstadium eines neurogenen Lungenödems arterielle Druckwerte von 410/200 mm Hg, einen Pulmonalarteriendruck von 110/60 mm Hg und einen Pulmonal-Kapillar-Verschlußdruck von 48 mm Hg mitteilte; der lumbal gemessene Liquordruck betrug zu diesem Zeitpunkt 96 cm H_2O. Diese akute hypertensive Phase dauerte 5 Minuten an und danach stabilisierten sich die Kreislaufparameter – bei zwei zwischenzeitlichen Rezidiven der hypertensiven Krise – für den arteriellen Druck bei 160/80 mm Hg, für den Pulmonalarteriendruck bei 40/15 mm Hg und für den PCWP zwischen 0 und 4 mm Hg. Dennoch kam es zu einer kontinuierlichen Verschlechterung des radiologischen Befundes im Thoraxröntgenbild sowie zu einer zunehmenden arteriellen Hypoxämie. Das Lungenödem dauerte 3 Tage lang an, klang danach allmählich ab und der Patient konnte am 7. Tag extubiert werden. Somit bestätigt die Klinik die von Robin [56] aufgestellte These von zwei Formen eines neurogenen Lungenödems – nämlich ein hypertensives, (hydrostatisches, kardiogenes) Lungenödem sowie ein nicht-kardiogenes Permeabilitätslungenödem (65a, 65b).

So vielfältig die eine neurogene PTPI sowie ein neurogenes Lungenödem auslösenden Faktoren auch sein mögen [Übersicht bei 61 und 63], so erscheint für den weiteren Pathomechanismus der Schweregrad der zerebralen Läsion und somit u. a. auch der intrakranielle Druck bzw. das Ausmaß und die Geschwindigkeit des akuten Hirndruckanstiegs (und die daraus resultierende Sympathikusaktivität mit Beeinflussung der systemischen und pulmonalen Hämodynamik) von entscheidender Bedeutung. Ein pathologisch erhöhter intrakranieller Druck wird in der Mitteilung von Ducker et al. [22] als gemeinsames und charakteristisches Merkmal bei einer Gruppe von 11 Patienten mit verschiedenartigen neurologischen bzw. neurochirurgischen Erkrankungen und dem Auftreten eines akuten neurogenen Lungenödems angeführt. Während bei 10 Patienten neben dem akut erhöhten intrakraniellen Druck zusätzlich noch substantielle Gehirnschädigungen vorlagen (z. B. epi- bzw. subdurales Hämatom, intrazerebrale Blutung mit Ventrikeleinbruch, Subarachnoidalblutung, Hirnstammkontusion) und sich diese Patienten somit insgesamt in einer klinisch-neurologisch schlechteren Ausgangslage befanden und auch verstarben, bestand bei dem einzig überlebenden Patienten isoliert ein erhöhter intrakranieller Druck infolge einer Aquäduktstenose. Die akute

Druckentlastung mittels Ventrikulostomie führte zu einer raschen klinischen Besserung des akuten neurogenen Lungenödems [22].

Demgegenüber finden Mackersie et al. [37a] keinen engen Zusammenhang zwischen intrakraniellem Druck und extravaskulärem Lungenwasser. In eigenen Untersuchungen an 44 Patienten mit isolierter zerebraler Läsion zeigt sich ein Zusammenhang zwischen dem Schweregrad der zerebralen Läsion (ausgedrückt mittels der Innsbruck-Coma-Scale) und dem Ausmaß der pathologisch veränderten Lungenwasserwerte (Tab. 6).

Tabelle 6 Beziehung zwischen neurologischem Status (Innsbrucker-Coma-Skala: je niedriger die Punktzahl, desto schlechter der neurologische Status) und extravaskulärem Lungenwasser ($EVTV_L$) bei 44 Patienten mit isolierter zerebraler Läsion (*$P < 0.05$ statistisch signifikanter Unterschied zwischen den Gruppen)

	Innsbrucker Coma Rating Scale (Punkte)		
	< 7 (2.8 ± 0.4)*	> 7 < 11 (8.7 ± 0.4)*	> 11 (14.6 ± 1.5)*
$EVTV_L$ (ml/kg)	10.8 ± 0.8*	7.36 ± 0.5*	5.85 ± 0.38*

Wie in Abbildung 1 veranschaulicht, bestehen somit offensichtlich fließende Übergänge zwischen einer neurogen ausgelösten PTPI (experimentell und klinisch nachgewiesen als Zunahme des extravaskulären Lungenwassers) bis hin zum neurogenen hypertensiven bzw. permeabilitätsbedingten eiweißreichen Lungenödem. Diese Unterschiede haben offensichtlich ihre Grundlage im qualitativ und/oder quantitativ unterschiedlichen Ausmaß der zentral initiierten hämodynamischen Reaktionen sowie in permeabilitätsbedingten Veränderungen an der Lungenkapillare. Denn so finden Ducker et al. [24], daß der Unterschied in der Hämodynamik zwischen denjenigen Tieren, bei denen kein neurogen ausgelöstes Lungenödem nach isoliertem Schädel-Hirn-Trauma auftritt und denjenigen, welche ein neurogenes Lungenödem entwikkeln, darin besteht, daß bei letzteren der Pulmonalarterien- und Pulmonalvenendruck sowie der periphere Widerstand wesentlich stärker ansteigen als bei denjenigen Tieren, welche kein neurogen ausgelöstes Lungenödem aufweisen.

Aus diesen bisher dargelegten tierexperimentellen und klinischen Befunden erhebt sich naturgemäß die Frage nach den therapeutischen Konsequenzen bzw. den prophylaktischen Möglichkeiten hinsichtlich einer neurogen initiierten posttraumatischen pulmonalen Insuffizienz bzw. eines neurogen ausgelösten Lungenödems. Da eine schwere zerebrale Läsion, ein akuter und steiler Anstieg des intrakraniellen Druckes und/oder eine ausgeprägte zerebrale Hypoxie bzw. Ischämie mit nachfolgender massiver sympatho-alpha-adrenerger Reaktion am Anfang der pathophysiologischen Abläufe stehen, welche zum Auftreten von pulmonalen Störungen nach schwerer zerebraler Läsion führen, leiten sich davon somit auch die prophylaktischen bzw. therapeutischen Maßnahmen ab, um ggf. einer neurogen initiierten PTPI bzw. einem neurogenen Lungenödem vorzubeugen.

Unter (neuro-)traumatologischen Gesichtspunkten beginnt diese Prophylaxe/ Therapie bereits am (Unfall-)Ereignisort und ist für den neurotraumatisierten Patienten unter mehreren Aspekten besonders wichtig. Denn so stellt der Schweregrad des Schädel-Hirn-Traumas per se einen der wesentlichen determinierenden Faktoren für die posttraumatische Prognose von Traumapatienten dar [64], und des weiteren erweist sich eine suffiziente präklinische Erstversorgung betreffs der Überlebensrate von Patienten mit schwerem Schädel-Hirn-Trauma als effektiv [65]. Hierbei nehmen die sichere Gewährleistung von (Hyper-)Ventilation/Oxygenierung sowie die Kreislaufstabilisierung die oberste Priorität ein [65], zumal bei einem Großteil dieser Patienten eine akute (posttraumatische) respiratorische Insuffizienz und/oder eine Hypotonie bestehen [41]. Tierexperimentelle und klinische Untersuchungen [18, 19] haben gezeigt, daß es gelingt, mittels frühzeitiger Beatmung, im Idealfall damit bereits am Unfallort beginnend, die Inzidenz bzw. den Schweregrad einer posttraumatischen pulmonalen Insuffizienz zu vermindern. Die Sicherstellung der Oxygenierung ist für das traumatisierte Gehirn aber von ebenso essentieller Bedeutung wie die kontrollierte Hyperventilation für die Akuttherapie des pathologisch erhöhten intrakraniellen Druckes. Denn mittels Hyperventilation gelingt es – bewirkt durch die hypokapnisch induzierte zerebrale Vasokonstriktion mit konsekutiver Verminderung des intrakraniellen Blutvolumens – einen erhöhten Hirndruck akut zu senken, wobei die diesbezügliche Effektivität der Hypokapnie durch die frühzeitige Installierung dieser therapeutischen Maßnahmen noch gesteigert wird [30a]. Eine Beatmung mit PEEP ist auch bei schwerem Schädel-Hirn-Trauma mit erhöhtem intrakraniellen Druck bei gegebener Notwendigkeit als nicht-kontraindiziert anzusehen; so werden in der Literatur selbst für extreme PEEP-Werte bis zu 40 cm H_2O bei neuro-traumatisierten Patienten lediglich nur geringgradige zusätzliche Anstiege des intrakraniellen Druckes mitgeteilt [25]. Und schließlich lassen sich die möglichen nachteiligen Effekte der PEEP-Beatmung auf den intrakraniellen Druck durch eine Oberkörperhochlagerung kompensieren, denn mittels dieser Maßnahme wird der venöse Abfluß aus dem Gehirn gefördert und somit das intrakranielle Blutvolumen, und letztendlich damit der ICP, gesenkt [1]. Somit unterscheiden sich die pulmonal ausgerichteten Maßnahmen zur Prophylaxe/Therapie einer neurogenen PTPI nicht von denjenigen Aktivitäten hinsichtlich eines ARDS anderer Genese [18, 19, 73]. Denn Hypoxie und insbesondere die Hyperkapnie sind zwei wesentliche

Stellglieder im pathophysiologischen Regelkreis der posttraumatischen Hirndruckanstiege bzw. des sogenannten „secondary brain damage" (Abb. 4); und darüber hinaus stellt die Respirationstherapie auch ein wichtiges akutes Behandlungsprinzip des schweren Schädel-Hirn-Traumas dar [62]. Die Beatmung (mit PEEP) ist bei der schweren zerebralen Läsion indiziert aus zerebraler sowie aus pulmonaler Indikation, wobei durch diese Maßnahme im Einzelfall prophylaktisch bzw. therapeutisch in den sich selbst perpetuierenden zerebralen pathophysiologischen Zirkulus vitiosus des Schädel-Hirn-Traumas (Abb. 4) und somit in den Ablauf der zentri-neurogenen Mechanismen einer

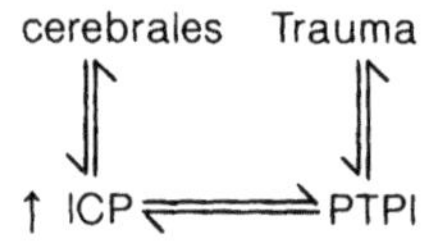

Abb. 4 Circulus vitiosus von zerebralem Trauma, intrakraniellem Druck (ICP) und neurogen-initiierter posttraumatischer pulmonaler Insuffizienz (PTPI)

PTPI eingegriffen wird und des weiteren die Respiratortherapie als effektive Prophylaxe eines ARDS anzusehen ist [16a, 18, 19, 73].

Abbildung 5 zeigt die Bedeutung einer respiratorischen Insuffizienz nach zerebraler Läsion sowie den Effekt der Respirationstherapie für die Prognose von Patienten mit isolierter zerebraler Läsion [modifiziert nach 62]. In dieser Abbildung sind bewußtlose Patienten mit isoliertem Schädel-Hirn-Trauma (<8 Punkte im Glasgow-Coma-Scale) entsprechend der Beeinträchtigung des pulmonalen Gasaustausches, nämlich anhand des Quotienten (Q) $A\text{-}aDO_2/P_AO_2$ (11) gegenübergestellt. Die Unterteilung in die einzelnen Gruppen erfolgt entsprechend der pathologischen Veränderungen des Quotienten (Normalwert: $<0{,}3$) für den Quotienten $Q<0{,}4$ (Gruppe I), $0{,}4<Q<0{,}6$ (Gruppe II) sowie $Q>0{,}6$ (Gruppe III). Hinsichtlich des neurologischen Status zeigt sich zwar eine abfallende Tendenz im Glasgow-Coma-Scale, d. h. eine tendenzielle neurologische Verschlechterung, jedoch sind diese Unterschiede zwischen den einzelnen Gruppen statistisch nicht signifikant – im Gegensatz zu den jeweiligen Unterschieden zwischen den entsprechenden Quotienten $A\text{-}aDO_2/P_AO_2$ der drei Gruppen. Die Überlebensraten in den Gruppen I und II sind mit 58,3% (I) sowie 55,8% (II) praktisch identisch, während es für die Gruppe III zu einem statistisch signifikanten Abfall mit einer Überlebensrate von lediglich 24,1% kommt. Vergleicht man demgegenüber den Anteil der beatmeten Patienten unter den Überlebenden, so findet sich von der Gruppe I mit 42,8% eine deutliche und statistisch signifikante Zunahme zur Gruppe II mit 76,7% bzw. für die Gruppe III mit 85,7%. (Weiterhin steigt insgesamt auch der Prozentsatz von beatmeten Patienten innerhalb der jeweiligen Gruppen von 66,7% (Gruppe I) über 82,3% (Gruppe II) auf schließlich 89,6%

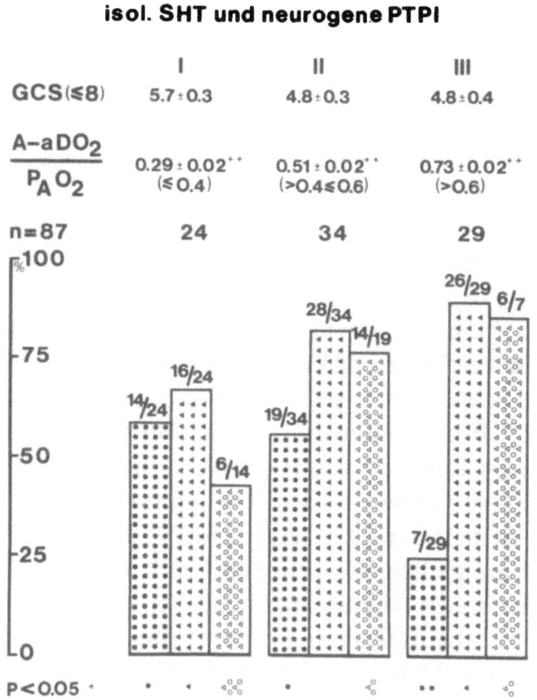

Abb. 5 Bedeutung der neurogenen posttraumatischen pulmonalen Insuffizienz (PTPI) und der Respiratortherapie für bewußtlose Patienten mit isolierter zerebraler Läsion (:·: — :·: : Gesamt-Überlebensrate innerhalb der jeweiligen Gruppen [I, II und III], ◀◀◀ Patienten mit Respiratortherapie insgesamt). ◁o◁ Anteil der beatmeten Patienten bei den jeweils Überlebenden in den Gruppen I, II und III

(Gruppe III) an). Die in dieser Abbildung zusammengefaßten Ergebnisse zeigen, daß es mittels der Respiratortherapie bis zu einem gewissen Grad gelingt, die Überlebensrate von bewußtlosen neurotraumatisierten Patienten bei gleichzeitig bestehender pulmonaler Gasaustauschstörung positiv zu beeinflussen. Somit erweist sich die Beatmung als ein notwendiges und effektives Therapieprinzip innerhalb des Gesamt-Behandlungsregimes von schwerst neurotraumatisierten Patienten mit neurogen initiierter posttraumatischer pulmonaler Insuffizienz.

Wesentlich schwieriger zu beurteilen sind die Maßnahmen der Pharmakotherapie. Zwar belegen die tierexperimentellen Untersuchungen die Effektivität von Anästhetika bzw. Hypnotika [4], Analgetika [40], Alpha-Sympatholytika [4, 5, 6, 37, 40, 74], Diphenylhydantoin [47, 72] sowie Kortikoiden [42] in der Prophylaxe des Lungelödems sowie der posttraumatischen pulmonalen Insuffizienz nach Schädel-Hirn-Trauma bzw. zerebraler Läsion. Jedoch liegen kontrollierte klinische Befunde über die therapeutische Wirksamkeit o. g.

Pharmaka bei der neurogenen PTPI nicht vor. Dies mag u. a. daran liegen, daß ein neurogenes ARDS bisher wenig Aufmerksamkeit gefunden hat, daß darüber hinaus die Prognose von Patienten mit Schädel-Hirn-Trauma per se schlecht ist und sich bei Patienten mit zusätzlicher neurogener PTPI überdies noch ungünstiger gestaltet [62]. Jedoch scheint die generelle Aussage durchaus erlaubt, daß diejenigen Therapiemaßnahmen, welche in der Lage sind, Hirndruckanstiegen vorzubeugen sowie das Ausmaß bzw. die Auswirkung einer schweren zerebralen Läsion/Ischämie/Hypoxie zu minimieren, auch in der Lage sein sollten, die pathophysiologischen Abläufe von zentral (Schädel-Hirn-Trauma) nach peripher (u. a. neurogene PTPI bzw. neurogenes Lungenödem) in ihrer Intensität zu verringern. Akut hirndrucksenkende Maßnahmen (Ventrikulostomie) [22] sowie hämodynamisch wirksame Pharmaka [59] wurden zusammen mit PEEP-Beatmung in Einzelfällen im Rahmen der Therapie eines neurogen initiierten Lungenödems erfolgreich angewandt. Es soll jedoch nicht der Versuch unternommen werden bzw. es kann gar nicht eines der Ziele dieses Beitrages sein, über „für und wider" der verschiedenen Pharmaka hinsichtlich ihrer möglichen Wirksamkeit bei dem sehr komplexen Geschehen im pathyphysiologischen Ablauf einer neurogenen PTPI bzw. eines neurogenen Lungenödems zu theoretisieren – denn dies bliebe nur leere Spekulation –, da klinisch harte Daten zur Pharmakotherapie der neurogen initiierten PTPI nicht vorliegen. Unter diesen einschränkenden Prämissen mag u. a. auch die „unspezifische" Analgo-Sedierung, welche nicht identisch ist und nicht verwechselt werden darf mit der hochdosierten Barbiturattherapie, zum Zwecke der externen Reizabschirmung sowie zur unspezifischen Dämpfung des gesteigerten Sympathikotonus sowohl unter zerebralen als auch unter pulmonalen Aspekten sinnvoll sein [4, 40].

Literatur

[1] Abbushi, W.: Zur PEEP-Beatmung und Oberkörperhochlagerung bei Patienten mit Schädel-Hirn-Trauma. Intensivbehandlung *6* (1981) 137.

[2] Abrams, J. S., R. S. Deane, J. H. Davis: Pulmonary function in patients with multiple trauma and associated head injury. J Trauma *16* (1976) 543.

[3] Arfors, K. E., G. Rutili, E. Svensjö: Micorvascular transport of macromolecules in normal and inflammatory conditions. Acta Physiol Scand Suppl *463* (1979) 93.

[4] Bean, J. W., D. L. Beckmann: Centrogenic pulmonary pathology in mechanical head injury. J Appl Physiol *27* (1969) 807.

[5] Beckmann, D. L., J. W. Bean: Pulmonary pressure – volume changes attending head injury. J Appl Physiol *29* (1970) 631.

[6] Beckmann, D. L., J. W. Bean, D. R. Baslock: Sympathetic influence on lung compliance and surface forces in head injury. J Appl Physiol *30* (1971) 394.

[7] Beckmann, D. L., J. W. Bean, D. R. Baslock: Head injury and lung compliance. J Med Primatol *3* (1974) 244.

[8] Beckmann, D. L., J. W. Bean, D. R. Baslock: Neurogenic influence on pulmonary compliance. J Trauma *14* (1974) 111.

[9] Beckmann, D. L., J. D. Sexton, D. R. Bergren: Pulmonary sympathetic influence on intraalveolar protein in cats. Fed Proc *33* (1974) 346.

[10] Beckmann, D. L., S. G. Jams: Circulating catecholamines in cats before and after lethal head injury. Proc Soc Biol Med *160* (1979) 200–202.

[11] Benzer, H., W. Haider, N. Mutz et al.: Der alveolo-arterielle Sauerstoffquotient = „Quotient" = $PAO_2 - PaO_2/P_AO_2$. Anaesthesist *28* (1979) 533.

[12] Bergren, D. R., D. L. Beckmann: Pulmonary surface tension and head injury. J Trauma *15* (1975) 336.

[13] Bermann, J. S., T. B. Ducker: Pulmonary, somatic and splanchnic circulatory responses to increased intracranial pressure. Ann Surg *169* (1969) 210.

[14] Bowers, R. E., C. R. McKeen, B. E. Park et al.: Increased pulmonary vascular permeability follows intracranial hypertension in sheep. Am Rev Respir Dis *119* (1979) 637.

[15] Brueggemann, M. W., R. G. Loudon, R. L. McLaurin: Pulmonary compliance changes after experimental head injury. J Trauma *16* (1976) 16.

[15a] Clifton, G. L., M. G. Ziegler, R. G. Grossmann: Circulating catecholamines and sympathetic activity after head injury. Neurosurg *8* (1981) 10.

[15b] Clifton, G. L., G. S. Robertson, K. Kyper et al.: Cardiovascular response to severe head injury. J. Neurosurg. *59* (1983) 947.

[16] Crittenden, D. J., D. L. Beckmann: Traumatic head injury and pulmonary damage. J Trauma *9* (1982) 766–769.

[16a] Crockard, H. A., J. Clark, M. L. Warnock et al.: The significancy of pulmonary changes associated with cerebrospinal perfusion with hypoxic blood in monkeys. Surgery *82* (1977) 588.

[17] Davidson, J. T.: Head injury and respiratory insufficiency. Proc. of the 7th World Congress of Anaesthesiology, pp. 268–270. Excerpta Medica, Amsterdam 1981.

[18] De Pay, A. W., G. Hohlbach, R. Bursche: Zum Einfluß der präklinischen Beatmung auf die Prognose des Polytraumatisierten. Hefte zur Unfallheilkunde, Heft 156.

[19] Dick, W., P. Lotz, P. Milewski et al.: PEEP-Beatmung bei der notfallmedizinischen Erstversorgung. Notfallmedizin *6* (1980) 1237.

[20] Doba, N., D. J. Reis: Acute fulminating neurogenic hypertension produced by brainstem lesions in the rat. Circ Res *32* (1973) 584.

[21] Droste, P. L., D. L. Beckmann: Pulmonary effects of prolonged sympathic stimulation. Proc Soc Exp Biol Med *146* (1974) 352.

[22] Ducker, T. B.: Increased intracranial pressure and pulmonary edema. Part. I: Clinical study of 11 patients. J Neurosurg *28* (1968) 112.

[23] Ducker, T. B., R. L. Simmons: Increased intracranial pressure and pulmonary edema. Part. II: the hemodynamic response of dogs and monkeys to increased intracranial pressure. J Neurosurg *28* (1968) 118.

[24] Ducker, T. B., R. L. Simmons, R. W. Anderson: Increased intracranial pressure and pulmonary edem. Part. III: The effect of intracranial pressure on the cardiovascular hemodynamics of chimpanzees. J Neurosurg *29* (1968) 475.

[25] Frost, E. A. M.: Effects of positive-end-expiratory pressure on intracranial pressure and compliance in brain-injured patients. J Neurosurg *47* (1977) 195.

[26] Fulton, R. L., C. E. Jones: The cause of post-traumatic pulmonary insufficiency in man. Surg Gynecol Obstet *140* (1975) 179.

[26a] Gerstenbrand, F., J. M. Hackl, G. Mitterschiffthaler et al.: Die Innsbrucker-Koma-Scala: Klinisches Koma-Monitoring. Intensivbeh *9* (1984) 133.

[27] Graf, C. J., N. P. Rossi: Catecholamine response to intracranial hypertension. J Neurosurg *49* (1975) 862–868.

[28] Gioria, F. R., G. L. Stidham, M. C. Rogers: Neurogenic intrapulmonary shunting without intracranial hypertension or pulmonary edema in head trauma patients. Int Care Med *8* (1980) 254 (Abstracts).

[29] Grauer, S. E., B. T. Peterson, M. Kuenzig et al.: Effect of lung denervation on development of pulmonary edema. Surgery *89* (1981) 617–621.

[30] Hakim, T. S., F. L. Minnear, H. van der Zee et al.: Adrenoceptor control of lung fluid and protein exchange. Ann Physiol Soc *51* (1981) 68–72.

[30a] Knoblich, O. E., M. Gaab, J. Schupp et al.: Wirkung von Hyperventilation und THAM-Behandlung auf Hirndruck und elektrische Hirnaktivität im experimentellen Hirnödem. Neurochirurgia *21* (1978) 109–119.

[31] Harari, A., M. Rapin, B. Regnier et al.: Normal pulmonary capillary pressures in the late phase of neurogenic pulmonary oedema. Lancet *1* (1976) 494.

[32] Hase, U., H. J. Reulen, D. R. Reusch: Cardiovaskuläre Veränderungen bei der langsamen schrittweisen Erhöhung des intracraniellen Druckes im Tierversuch. Anaesthesist *27* (1978) 36.

[33] Hess, L.: Über Lungenödem bei organischen Nervenerkrankungen. Wien Med Wochenschr *11* (1934) 285.

[33a] Ibrañez, J., J. M. Raunich: Reduced functional capacity and severe head injury (letter to the editor). Chest *85* (1984) 715.

[34] Katsurada, K., R. Yamada, T. Sugimoto: Respiratory insufficiency in patients with severe head injury. Anaesthesist *73* (1973) 191.

[35] Kusajima, K., S. D. Wax, W. R. Webb: Cerebral hypotension and shock lung syndrome. J. Thorac Cardiovasc Surg *67* (1974) 969.

[36] Loudon, R. G., M. W. Brueggemann, R. L. McLaurin: Respiratory patterns and compliance changes after experimental head injury. In: R. L. McLaurin (ed.): Head injuries. Grune and Statton, New York 1976.

[36a] Mackersie, R. G., J. M. Christensen, L. H. Pitts et al.: Pulmonary extravascular fluid accumulation following intracranial injury. J Trauma *23* (1983) 968.

[37] Malik, A. B.: Pulmonary vascular response to increase in intracranial pressure: Role of sympathetic mechanism. J Appl Physiol *42* (1977) 335.

[38] Maroske, D.: Das zentralbedingte Lungenödem des Unfallverletzten. In: F. W. Schildberg, A. W. de Pay (Hrsg.): Atemstörungen im Rettungsdienst, S. 116. Perimed, Erlangen 1982.

[39] Maxwell, J. A., J. W. Goodwin: Neurogenic pulmonary shunting. J Trauma *13* (1973) 368.

[40] Metz, G.: Sympathico-adrenerge Stimulation und Lungenveränderungen. Anaesthesiologie und Intensivmedizin, Bd. 119. Springer, Berlin–Heidelberg–New York 1979.

[41] Miller, J. D., R. C. Sweet, R. Narayan et al.: Early insults to the injured brain. JAMA *240* (1978) 439–442.

[42] Minnear, F. L., R. S. Conell: Prevention of aconitine-induced neurogenic pulmonary edema (NPE) with hypovolemia or methylprednisolone. J. Trauma *22* (1982) 121.

[43] Minnear, F. L., A. B. Malik: Mechanism of neurogenic pulmonary edema. Ann. N.J. Acad. Sei. *384* (1982) 169–189

[44] Moss, G., Ch. Staunton, A. A. Stein: Cerebral etiology of the "shock lung syndrome". J. Trauma *12* (1972) 885.

[45] Moss, G.: Shock, cerebral hypoxia and pulmonary vascular control: The centrineurogenic etiology of the respiratory distress syndrome. Bull. N.J. Acd. Med. *49* (1973) 689.

[46] Moss, G., Ch. Staunton, A. A. Stein: The centrineurogenic etiology of the acute respiratory distress syndromes. Am. J. Surg. *126* (1973) 37.

[47] Moss, G., A. A. Stein: Cerebral etiology of the acute respiratory distress syndrome: Diphenylhydantoin prophylaxis. J. Trauma *15* (1975) 39.

[48] Moss, G., A. A. Stein: The centrineurogenic etiology of the respiratory distress syndrome: Protection by unilateral chronic pulmonary denervation in hermorrhagic shock. J. Trauma *16* (1976) 361.

[49] Moss, J. R., A. Waud, J. Ransohoff: Respiratory functions and chemical regulation of ventilation in head injury. Am. Rev. Respir. Dis. *109* (1974) 205.

[50] Nishimura, M. C., J. T. Hoff: Sequential haemodynamic changes in experimental neurogenic pulmonary edema. In: K. Schulman (ed.): Intracranial pressure IV, pp. 333–336. Springer 1980.

[51] Nusser, H., W. Abbushi, A. Trappe et al.: Zur diagnostischen Wertigkeit des Cushing-Reflexes. Intensivbehandlung *8* (1983) 34–40.

[52] North, J. B., S. Jenett: Increased intracranial pressure and lung water in dogs. In: J. W. Becks, D. A. Bosch, M. Brock (eds.): Intracranial pressure III, pp. 43–44. Springer 1976.

[53] Pace, N. L.: Fluctuating hypoxemia and pulmonary shunting following fatal head trauma. Anaesth Analg *56* (1977) 132.

[54] Parks, L. K., N. A. Bergman: Hypoxia as a manifestation of neurogenic pulmonary dysfunction. An esthesiology *45* (1976) 93.

[55] Persson, C. G. A., M. Ekman, J. Erjefält: Vascular anti-permeability effects of beta-receptor agonists and theophylline in the lung. Acta Pharmacol et Toxidol *44* (1979) 216–220.

[55a] Pfenniger, E.: Untersuchungen zum Verhalten von Blutgasen beim Schädel-Hirn-Trauma am Unfallort. In: K. Steinbereithner, H. Bergmann (Hrsg.): Beitr Anaesthesiol Intensivmed *16* (abstract No. 762), VII. Europ Congr Anaesthesiol, Maudrich, Wien.

[56] Robin, E. D.: Permeability pulmonary edema. In: A. P. Fishman, E. M. Renkin (eds.): Clin Physiol Ser 1979, pp. 217. Amer Physiol Soc, Waverly, Baltimore 1979.

[57] Sarnoff, S. J., L. Ch. Sarnoff: Neurohemodynamics of pulmonary edema. I. Autonomic influence on pulmonary vascular pressures and the acute pulmonary edema state. Dis Chest *22* (1952) 685.

[58] Sarnoff, S. J., L. Ch. Sarnoff: Neurohemodynamics of pulmonary edema. II. the role of sympathic pathways in the elevation of pulmonary and systemic vascular pressure following the intracisternal injection of fibrin. Circulation *6* (1952) 51.

[59] Schranz, D., H. Stopfkuchen, B. K. Jüngst: Hämorrhagisches Lungenödem und Herz-Kreislaufinsuffizienz nach isoliertem Schädel-Hirn-Trauma: Kombinierte Behandlung mit Dobutamin und Nitroglycerin. Monatsschr Kinderheilk *129* (1981) 248–250.

[60] Schumacker, P. T., G. R. Rhodes, J. C. Newell et al.: Ventilation-perfusion imbalance after head trauma. Am Rev Respir Dis *119* (1970) 33.

[61] Singbartl, G.: Schädel-Hirn-Trauma und Lungenfunktion. Anaesthesist *30* (1981) 431–439.

[61a] Singbartl, G., G. Cunitz, H. Hamrouni: Gestörter pulmonaler Gasaustausch bei Patienten mit cerebralem Trauma. Anaesthesist *31* (1982) 228.

[62] Singbartl, G., G. Cunitz, H. Hamrouni: Die quantitative Wirkung der Beatmungstherapie/kontrollierten Hyperventilation beim cerebralen Trauma. Anaesthesist *32* (1983) 382–391.

[63] Singbartl, G.: Permeabilitätslungenödem (neurogenes Lungenödem) nach isoliertem Schädel-Hirn-Trauma. Anaesthesist *32* (1983) 417–426.

[64] Singbartl, G.: The multi-system trauma: relevance of injury combinations in the prognosis of polytraumatised patients. 4th World Congress on Emergency and Disaster Medicine, Brighton 1985.

[65] Singbartl, G.: Preclinical care for patients with head injury and its relevance to the post-traumatic course and clinical outcome. 4th World Congress on Emergency and Disaster Medicine, Brighton 1985.

[65a] Singbartl, G.: Kardiozirkulatorische und pulmonale Veränderungen bei Patienten mit isolierter cerebraler Laesion: I. Haemodynamik. Anaesthesist 38 (1989) 116

[65b] Singbartl, G.: Kardiozirkulatorische und pulmonale Veränderungen bei Patienten mit isolierter zerebraler Laesion: II. Extravasikuläres Lungenwasser und pulmonaler Gasaustausch („neurogenes Lungenödem"). Anaesthesist 38 (1989) 360

[66] Sinha, R. P., T. B. Ducker, P. L. Perot: Arterial oxygenation. Findings and its significance in central nervous system trauma patients. JAMA *224* (1973) 1258.

[67] Sturm, J.: Früherfassung des interstitiellen Ödems in der Traumatologie. In: H. Bergmann, H. Cilly, K. Steinberlithner et al. (eds.): Lungenwasserbestimmung, Teil II – Klinische Bedeutung (Beiträge zur Anaesthesiol und Intensivmed), S. 131–140. Medizin–Wien 1984.

[68] Sugimoto, T., K. Katsurada, R. Yamada et al.: Posttraumatische respiratorische Insuffizienz bei Kopfverletzten. Anaesthesist *23* (1974) 263.

[69] Theodore, J., E. D. Robin: Pathogenesis of neurogenic pulmonary edema. Lancet *II* (1975) 749.

[70] Theodore, J., E. D. Robin: Speculations on neurogenic pulmonary edama (NPE). Am Rev Respir Dis *113* (1976) 405.

[71] Weisman, S. J.: Edema and congestion of the lungs resulting from intracranial hemorrhage. Surgery *6* (1939) 722.

[72] Wohns, R. N. W., M. D. Kerstein: The role of dilantin in the prevention of pulmonary edema associated with cerebral hypoxia. Crit Care Med *10* (1982) 436–443.

[73] Wolff, G.: Was ist akute respiratorische Insuffizienz? In: K. Peter (Hrsg.): Akute respiratorische Insuffizienz, S. 21–59. Springer 1980.

[74] Wood, Ch. D., L. D. Seager, G. Ferrel: Influence of autonomic blockade on aconitine-induced pulmonary edema. Proc Soc Exp Biol Med *116* (1964) 809.

[75] Wood, D. H., R. M. Millis, C. O. Trouth: Systemic vasopressor responses and the arterial hypertension associated with increased intracranial pressure. In: K. Schuhman (ed.): Intracranial pressure IV, pp. 327–332. Springer 1980.

[76] Wray, N. P., M. B. Nicostra: Pathogenesis of neurogenic pulmonary edema. Am Rev Respir Dis *118* (1978) 783.

[77] Yen, J. K., G. R. Rhodes, R. S. Bourke et al.: Delayed impairment of arterial blood oxygenation in patients with severe head injury: Preleminary report. Surg Neurol *9* (1978) 323.

[78] van der Zee, H., A. B. Malik, B. C. Lee et al.: Lung fluid and protein exchange during intracranial hypertension and role of sympathetic mechanism. J Appl Physiol *48* (1980) 273.

Bei Fragen zur Produktsicherheit wenden Sie sich bitte an:
If you have any questions regarding product safety, please contact:

Walter de Gruyter GmbH
Genthiner Straße 13
10785 Berlin
productsafety@degruyterbrill.com